MEILAN K. HAN

호흡 레슨

호흡기내과 교수가 알려주는 건강한 폐를 위한 가이드

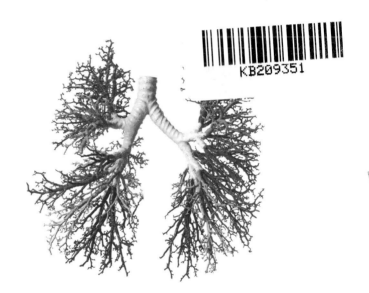

BREATHING
LESSONS

옮긴이 김상혁 · 이현

호흡 레슨

호흡기내과 교수가 알려주는 건강한 폐를 위한 가이드

1판 1쇄 인쇄	2024년 11월 22일	
1판 1쇄 발행	2024년 11월 29일	

지 은 이　MeiLan K. Han
옮 긴 이　김상혁, 이현
발 행 인　장주연
출 판 기 획　김도성
출 판 편 집　이민지, 김형준
편집디자인　김영준
표지디자인　김재욱
일 러 스 트　김명곤
제 작 담 당　황인우
발 행 처　군자출판사(주)
　　　　　등록 제4–139호(1991. 6. 24)
　　　　　본사 (10881) 파주출판단지 경기도 파주시 회동길 338(서패동 474–1)
　　　　　전화 (031) 943–1888　　팩스 (031) 955–9545
　　　　　홈페이지 | www.koonja.co.kr

* 파본은 교환하여 드립니다.
* 검인은 저자와의 합의하에 생략합니다.

ISBN 979-11-7068-199-1

정가 30,000원

For my patients: past, present, and future

목차

서문

제 고향은 아이다호의 작은 시골 마을입니다. 아버지는 핵 공학자로, 어머니는 간호사이자 교사로 일하셨습니다. 인구가 적은 미국 북서부 지역의 많은 의사 지망생들이 그러하듯, 저는 워싱턴 대학교(역자 주: 워싱턴 대학교는 아이다호주의 북서쪽에 위치한 워싱턴주의 시애틀에 있습니다)에서 의학을 공부했습니다. 저는 농촌 마을 출신으로, 원래는 아이다호로 돌아가 숙련된 의사의 진료가 많이 필요한 작은 시골 지역에서 일하고자 했습니다. 하지만, 어느 순간, 폐질환을 더 잘 진단하고 치료할 수 있는 방법을 연구하는 호흡기/중환자 의학에 매료되었고, 그 분야에서 제 역량을 발휘해 사회에 기여할 수 있겠다고 느꼈습니다.

현재 저는 미시간 대학교 병원의 호흡기/중환자 의학 분과에서 의대 교수로 재직 중입니다. 지난 20년 동안 임상의사로서 수천 명의 환자들을 진료하며 다양한 폐질환을 치료해 왔습니다. 연구자로서는 전 세계 사람들이 누가, 어떻게, 왜 폐질환을 겪는지 더 잘 이해할 수 있도록 자료를 수집하고 분석해 왔습니다. 또한, 환자들이 임상 시험에 참여할 수 있도록 돕고, 다른 전문가들과 협력하여 폐를 더 잘 시각화하고 폐질환의 중증도를 평가할 수 있는 소프트웨어를 개발했습니다. 더 나아가 미국 국립보건원과 함께 향후 연구 주제를 설정하는 데 기여하고, 제약 회사와 협력하여 환자를 위한 새로운 치료법 개발에 힘쓰고 있습니다.

이 모든 과정을 통해 제가 알게 된 것은, 환자들 대부분이 폐가 어떻게 작동하는지에 대해 거의 알지 못한다는 점과 폐질환이 특히 다른 질환들과 비교할 때 얼마나 소외받고 있는지였습니다. 그러다가 전자 담배가 청소년들에게 유행하고 코로나19 팬데믹이 발생하면서 갑자기 많은 사람들이 폐가 어떻게 작동하는지, 전자 담배를 포함하여 흡연을 하면 폐가 어떤 영향을 받는지, 산소 포화도가 왜 떨어지는지, 인공호흡기가 망가진 폐를 도와줄 수 있는지 등 폐와 관련된 질문을 하기 시작했습니다.

폐는 정말로 놀라운 기관입니다. 폐는 우리 몸에 생명을 불어넣는 산소를 제공하고, 불필요한 이산화탄소를 제거하며, 혈액의 산-염기 균형을 조절하는 동시에 공기를 성대와 코를 통해 내보내며 우리가 말하고, 노래하고, 심지어 냄새를 맡을 수 있게 해줍니다. 이 책을 통해 제가 폐의 작동 원리를 이해하며 느꼈던 즐거움을 여러분도 함께 경험하면 좋겠습니다. 그러나 폐의 문제점 중 하나는 오히려 너무 잘 작동한다는 점입니다.

다시 말해, 대부분의 사람들은 심각한 손상이 발생하기 전까지 자신의 폐가 나빠지고 있다는 사실을 눈치채지 못합니다. 안타깝게도, 폐질환은 환자와 의사 모두에게 질병이 상당히 진행된 후에야 발견되는 경우가 많습니다. 이 책에서는 사람의 폐가 외부 환경에 끊임없이 노출되면서 겪는 다양한 문제들과 폐가 우리를 보호하는 데 얼마나 중요한 역할을 하는지를 다루고자 합니다. 가능한 모든 폐 문제를 소개할 예정이며(스포일러 경고: 정말 많습니다!), 호흡기내과 의사들이 폐질환을 어떻게 진단하고 치료하는지도 함께 공유하고자 합니다.

제가 강조하고 싶은 것은 우리 모두가 폐를 보호하는 방법을 잘 알아야 한다는 점입니다. 의사로서 우리는 흔히 "담배 피우지 마세요"라고 말하는 것 외에, 폐건강을 지키는 방법에 대해 딱히 다른 조언을 잘 하지 않습니다. 사실, 폐건강에 대해 충분히 이야기하지 않는다는 것 자체가 큰 문제입니다. 우리는 환자들에게 폐활량이 건강하게 살아가는 데 얼마나 중요한지 그리고 그것을 어떻게 유지할 수 있는지에 대해 더 많이 이야기해야 합니다. 폐건강은 태아 시절부터 시작해 유년기와 성인기를 거치며, 보통 20대 중반에 최고조에 달합니다. 아이가 있나요? 그렇다면 우리 아이들의 폐건강을 어떻게 지킬지 꼭 알아야 합니다. 청년이라면, 평생의 건강을 위해 이 내용을 반드시 알아야 하죠. 만약 폐질환을 앓고 있거나 그런 친구나 가족이 있다면 이 책을 꼭 읽어보세요. 폐건강에 대한 지식을 쌓으면 의료진과의 대화가 훨씬 수월해질 것입니다.

마지막으로, 호흡기학이 의학에서 차지하고 있는 현재의 위치와 우리가 어떻게 여기까지 오게 되었는지에 대한 제 생각을 나누고자 합니다. 폐렴과 같은 하부 호흡기 감염은 주로 세균 감염에 의해 발생하며, 이는 전 세계 어린이 사망의 주요 원인 중 하나입니다. 또한, 만성폐쇄성폐질환 chronic obstructive pulmonary disease, COPD은 전 세계 사망 원인 중 3위일 정도로 심각하지만, 여전히 많은 사람들에게는 낯선 질병입니다. 그 외에도 다양한 폐질환의 이름들이 여전히 우리에게 생소하고 어렵게 느껴지기만 합니다. 우리는 대기 오염과 같은 폐건강을 위협하는 요인들에 더 많은 주의를 기울여야 하지만, 이러한 문제들은 여전히 간과되고 있습니다. 가까운 병원에 폐기능을 측정할 수 있는 폐활량계가 필요하지만, 안타깝게도 많은 곳에 이런 장비가 갖추어져 있지 않습니다. 폐질환을 앓고 있는 환자의 수에 비해 호흡기 질환 연구에 대한 투자가 충분하지 않은 것도 현실입니다.

그러나 다행히도 최근에 변화의 조짐이 보이고 있습니다. 변화를 위한 첫걸음은 우리가 폐에 대해 더 깊이 이해하는 것입니다. 이 책이 변화를 향한 노력에 조금이나마 도움이 되기를 바랍니다. 독자 여러분과 여러분의 사랑하는 친구들, 가족들의 삶이 이 책을 통해 조금 더 나아지기를 진심으로 바랍니다.

메일란 K. 한 MeiLan K. Han

한국어판 서문

『Breathing Lessons』의 한국어판이 출간되어 정말 기쁩니다. 한국은 저에게 특별한 의미가 있는 곳입니다. 제 남편과 아들이 한국 혈통을 가지고 있고, 저도 여러 번 한국을 방문한 적이 있습니다. 제 책이 한국어로 번역될 것이라고는 상상도 못했는데, 이렇게 많은 한국 독자들에게 다가갈 수 있게 되어 무척 기쁩니다.

이 책은 코로나19 팬데믹이 시작될 때 집필했습니다. 그때 저는 많은 사람들이 폐의 기능에 대해 잘 알지 못한다는 사실을 깨달았고, 폐에 대한 정보를 더 많은 사람들에게 쉽게 전달해야겠다는 절박한 마음이 들었습니다. 연구를 진행하면서, 팬데믹 외에도 폐건강에 대한 다양한 위협들이 의료 전문가들 사이에서조차 충분히 논의되지 않고 있다는 것을 알게 되었습니다. 많은 환자들이 평생 동안 폐를 보호하는 것이 얼마나 중요한지 잘 모르고 있습니다. 폐가 손상되면 나중에 건강하게 살아가는 데 큰 어려움을 겪을 수 있기 때문에 참 안타깝습니다.

지난 50년간 한국은 급격한 경제 성장을 이루었지만 그 과정에서 사람들은 담배 연기에 무분별하게 노출되었고, 산업화로 인한 대기 오염도 증가했습니다. 한국인의 폐건강을 개선하기 위해서는 폐의 중요성에 대한 인식을 높이는 것이 필수적입니다. 이제 팬데믹이 조금씩 잦아들고 있는 이 시점에서 우리는 교육과 공공 정책을 통해 폐건강을 증진시키는 데 주력해야 합니다. 이는 현재 우리 건강뿐만 아니라 미래 세대의 건강을 보호하는 데도 매우 중요한 일입니다.

마지막으로 이 책의 한국어 번역을 이끌어 주신 심상혁 선생님께 진심으로 감사드립니다. 여러분이 『Breathing Lessons』를 즐겁게 읽으시고, 유익한 시간을 보내시길 바랍니다.

메일란 K. 한 MeiLan K. Han

역자 서문

호흡기내과 의사로 살아가면서 부족한 지식을 채우고, 그 지식을 나누기 위해 노력해 왔습니다. 특히 호흡기내과에 관한 책들을 찾아 읽는 것을 좋아하는데, 우리나라에 소개된 호흡기내과 관련 서적들은 대개 지나치게 전문적이거나 교양 서적에 가깝다는 아쉬움이 있었습니다. 더 읽어볼 만한 원서를 찾던 중 메일란 K. 한 교수님이 쓰신 『Breathing Lessons』라는 책을 알게 되었습니다.

이 책은 폐질환을 진료하는 의사로서 마주쳤던 어려운 상황들을 잘 풀어냈으며, 환자분들과 타 분야의 동료들에게 전하고 싶은 메시지를 간결하고도 통찰력 있게 담고 있습니다. 이 내용을 더 많은 사람들과 나누고자 하는 마음이 있었는데, 마침 이현 교수님과 군자출판사가 도움을 주셔서 번역을 시작할 수 있었습니다. 평소 많은 사람들에게 호흡기내과라는 분야가 너무 어렵게 느껴지는 것 같아, 설명을 곁들여 최대한 쉽게 번역하려고 노력했습니다.

책을 번역하는 일은 마치 새로이 책을 쓰는 것처럼 많은 인내를 필요로 하는 작업입니다. 이 책이 출간되기까지 많은 사람들의 노력이 담겨 있는 만큼, 독자 여러분께서 흥미롭게 읽어 주셨으면 합니다. 또한, 이 책을 통해 호흡기질환과 호흡기내과에 대해 많은 관심을 가져 주시면 더없이 기쁠 것입니다. 의료인 선생님들께는 이 책이 고단한 배움에 작은 도움이 되기를 바라며, 환자와 보호자분들께는 따뜻한 응원이 되기를 바랍니다.

김상혁

역자 서문

폐는 구조적으로 나무를 닮았습니다. 나무의 밑줄기에서 큰 가지가 나오고 이어 수없이 많은 잔가지들이 뻗어 나가듯이, 우리 몸에서 폐는 하나의 큰 기관에서 시작되어 수없이 많은 기관지들로 이어집니다. 그리고 나무의 끝 가지에 나뭇잎이 붙어 있듯이, 기관지의 끝은 폐포로 이어지게 됩니다.

기능적으로도 폐는 나무와 비슷한 역할을 합니다. 나무가 지구의 생명체에게 산소를 공급하고 이들이 생산한 이산화탄소를 제거하듯이, 폐는 우리 몸의 여러 장기들에게 산소를 공급하고 이들이 배출한 이산화탄소를 제거합니다.

우리가 평소에 나무의 고마움을 잊고 살듯이, 폐의 고마움을 잊고 산다는 것도 흥미롭습니다. 나무가 묵묵히 자기 역할을 하다가 말라비틀어진 다음에야 눈에 띄듯이, 폐는 기능을 아주 많이 잃어버린 후에야 증상이 나타나게 됩니다. 폐질환의 조기 진단이 어렵고, 폐질환이 많이 진행된 상태에서 진단되는 경우가 흔한 것은 바로 이 때문입니다.

국내 공기질의 악화, 메르스 감염, 코로나19를 경험하면서 우리나라에서도 호흡기 질환에 대한 관심이 증가했지만, 아직 많이 부족합니다. 국가건강검진에서는 아직도 폐기능을 측정하지 않고 있습니다. 심혈관 질환과 내분비 질환에 비유하자면, 이는 혈압과 혈당을 측정하지 않는 것과 비슷합니다. 국가 연구비도 다른 만성 질환에 비해 터무니없이 부족합니다.

호흡을 다루는 직업인 만큼 중환을 많이 진료하기 때문에 대학병원에도 많은 인력이 필요합니다. 하지만, 정부의 잘못된 정책(수가, 의료 소송 위험 등), 과중한 업무 등으로 호흡기내과는 내과 전공 중 가장 인기가 없는 과가 되고 있습니다. 호흡기내과 의사로서 이와 같은 고민을 하고 있던 중, 김상혁 교수님을 통해 메일란 K. 한의 『Breathing Lessons』를 만나게 되었고, 제 고민에 대한 실마리를 조금은 풀 수 있었습니다.

저희가 번역한 이 책이 호흡기 질환을 앓고 있는 환자에게는 건강한 폐와 질환에 대한 안내서가, 호흡기내과 전공자에게는 기초를 다지게 하는 입문서가, 보건정책을 담당하는 공무원과 보건정책 관련 법안을 만드는 국회의원에게는 국민의 폐 건강을 위해 좋은 정책을 만드는 데 도움이 되는 참고서가 되기를 바랍니다.

이 글을 빌어 호흡기내과 의사라는 쉽지 않은 삶을 지지해 주고 이해해준 아내와 딸 다빈에게, 그리고 다빈이가 건강하게 자랄 수 있게 돌봐 주신 장모님, 장인어른께 감사드립니다.

이현

추천사

소통은 서로 다름을 인정하고 서로의 사정을 조금씩 이해하고 배려함으로써 그 결과를 극대화할 수 있습니다.

　호흡기내과 영역의 세계적 대가인 메일란 K. 한 교수님의 『Breathing Lessons』 한국어판은 정상 폐의 구조와 기능, 폐질환 및 건강한 폐를 유지하기 위한 조언 등 폐에 대한 전반적인 영역을 쉽게 설명해 줌으로써 관련 분야 의료 전문가-환자-보호자-일반인들의 소통에 큰 도움이 될 것으로 생각됩니다. 특히, 충분한 진료 시간을 보장할 수 없는 현실에서는 이 책을 통해 의료 전문가가 환자-보호자-일반인이 쉽게 이해할 수 있는 설명을 하게끔 도와주는 안내서가 될 것이며, 환자-보호자-일반인은 의료 전문가의 이야기를 정확히 이해하고 좀 더 실질적인 내용의 의견 교환 시간을 가질 수 있는 참고서가 될 것으로 보입니다.

　메일란 K. 한 교수님의 『Breathing Lessons』를 번역하여 우리나라 의료 전문가-환자-보호자-일반인의 소통의 도구로의 자리에 놓아주신 젊은 의사 김상혁 교수님, 이현 교수님께 호흡기내과 진료를 담당하고 있는 의료 전문가 중 한 사람으로서 그 생각과 행동에 진심으로 감사드리며, 모든 분께서 한번 읽어보시길 추천합니다.

고려대학교 호흡기내과

민경훈

폐는 어떻게 작동하는가

숨을 들이마시고, 내쉬어 보세요. 매우 간단한 일이죠? 지금 한번 해보세요. 조금 편안해지셨나요? 사람은 평생 동안 6억 번 이상 숨을 쉬지만, 대부분 숨을 쉰다는 것에 대해 깊게 생각해 본 적은 없을 것입니다. 누구도 숨을 잘 쉰다고 칭찬받지 못합니다. 우리는 숨 쉴 수 있는 것을 당연하게 여기죠. 하지만 숨을 못 쉰다는 것보다 더 큰 공포는 없습니다. 생각해 보세요. 마음대로 숨을 쉴 수 없다면 정말 공포가 몰려오지 않을까요? 저는 오랫동안 숨을 쉬려고 해도 쉬어지지 않는 악몽을 반복해서 꾸었습니다. 매번 꿈의 내용은 조금씩 달랐지만 결말은 항상 같았습니다. 무엇인가 또는 누군가에게 목이 졸려 숨을 쉬고 싶지만 숨을 쉴 수 없습니다. 소리조차 낼 수 없어서 공포에 빠졌다가 깨어납니다. 저에게는 꿈이지만, 만성 폐질환을 앓고 있는 수백만 명의 사람들에게 이러한 공포는 현실이며, 환자분들은 숨을 쉬는 매 순간 이러한 불안을 느낍니다.

이렇게 폐가 중요한데도 대부분의 사람들은 폐에 대해 거의 아무것도 알지 못합니다. 보통 심장이 어떻게 작동하는지는 어렴풋이 알고 있지만, 폐는 우리에게 미지의 영역입니다. 저는 20년 동안 호흡기내과 교수로 일해왔는데, 환자의 배경이나 학력에 상관없이 첫 진료는 항상 비슷하게 시작합니다. 환자분 옆에 앉아 종이를 꺼내어 그림을 그립니다. 폐를 형상화한 거꾸로 된 나무 구조를 그리면서 공기가 어떻게 폐 안으로 이동하는지 설명합니다. 그 다음에는 조금 어렵지만 혈액이 심장에서 폐로 이동하여 이산화탄소를 산소로 교환한 후 다시 심장으로 돌아와 전신으로 퍼져 나가는 과정을 말씀드립니다. 의사이자 연구자인 동시에 저는 교육자이기도 합니다. 교육자로서 저는 모든 환자들이 자신의 폐가 어떻게 작동하는지를 이해해야 한다고 굳게 믿습니다. 그래야만 환자분들이 폐질환으로부터 회복하고 자신의 폐를 건강하게 지켜 나갈 수 있습니다.

지금까지는 폐가 어떻게 작동하는지 잘 모르더라도 별로 걱정할 필요는 없었습니다. 왜 사람이 숨을 쉬는지는 오랫동안 미스터리였습니다. 약 2,000년 전, 그리스 의사인 히포크라테스Hippocrates는 호흡이 생명의 징후라는 것을 알아차렸습니다. 그러나 당시에는 해부학적 지식이 부족했던 탓에 그는 학생들에게 영혼이 코를 통해 뇌로 들어가는 공기pneuma에서 비롯된다고 가르쳤습니다. 비슷한 시기에 철학자 플라톤Plato은 숨이 피부를 통해 몸으로 들어오고 코를 통해 나간다고 가르쳤습니다. 사람과 동물의 해부가 보편화된 이후에도 심장에서 폐로, 그리고 다시 심장으로 되돌아오는 폐순환은 1600년대에 이르러서야 밝혀졌습니다. 1775년 프랑스의 화학자 앙투안 라부아지에Antoine Lavoisier가 산소를 발견하고 나서야 폐가 산소를 들이마시고 이산화탄소를 배출하는 두 가지 주요 기능을 갖고 있다는 것을 알게 되었습니다. 그리고 오늘날에도 여전히 폐에 대한 많은 새로운 사실들이 계속해서 발견되고 있습니다.

폐의 구조물들

폐는 가슴에 위치하며, 심장의 위, 양옆, 그리고 뒤쪽에 자리 잡고 있습니다. 가슴을 열고 심장을 꺼내면, 폐가 주변 환경에 얼마나 완벽하게 맞춰져 있는지 알 수 있습니다. 폐는 정확히 갈비뼈의 형태를 따른 모양을 가집니다. 오른쪽 폐는 상엽, 중엽, 하엽 세 개의 엽으로 구성되어 있고, 반면 왼쪽 폐는 상엽과 하엽 두 개의 엽과 들문패임cardiac notch이라고 불리는 심장이 위치한 부분이 있습니다. 숨을 들이쉴 때마다 폐는 심장을 둘러싸며 앞뒤로 움직입니다.

사람의 폐는 대략 1 kg 정도인데 혈액이 이 중 절반을 차지합니다. 키와 성별 등에 따라 조금은 다르지만 보통 성인의 폐는 완전히 팽창했을 때 최대 6 L의 공기를 담을 수 있습니다. 공기는 긴 파이프 형태의 기관trachea을 통해 폐로 들어갑니다. 기관은 뻗어 나가면서 오른쪽과 왼쪽 주 기관지 mainstem bronchi로 나뉩니다. 이후 기관지는 점점 더 작아져 세기관지bronchi-oles로 나뉘어, 결국 주머니 모양의 폐포alveolar에 도달합니다. 폐포는 산소와 이산화탄소의 교환이 이루어지는 가스 교환 단위입니다.

기관지가 분지하는 구조는 점점 더 작은 규모로 반복되는 형태를 뜻하는 프랙털fractal(역자 주: 일부 작은 조각이 전체와 비슷한 형태를 가지는 기하학적 형태)의 좋은 예입니다. 프랙털은 자기 유사성을 가지기 때문에 작은 형태가 더 큰 구조를 닮습니다. 자연에는 프랙털이 많이 존재하는데, 익숙한 예로는 나뭇가지 모양이 있습니다.

나뭇가지는 이전 가지의 모습을 닮은 형태로 뻗어 나갑니다. 폐를 나무

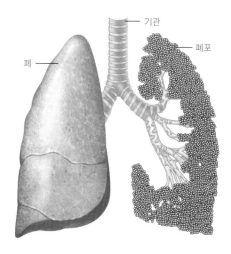

위 그림은 거꾸로 된 나무를 형상화한 모습을 닮은 인간의 호흡계를 나타냅니다. 주요 기도는 기관이며, 이후 우측과 좌측의 주 기관지로 나뉩니다. 오른쪽 폐는 세 개의 엽으로 이루어진 반면, 왼쪽 폐는 두 개의 엽으로 이루어져 있습니다. 기도는 가스 교환이 이루어지는 폐포로 이어질 때까지 계속해서 세분화됩니다.

에 비유하면, 기관(혹은 주 기관지)은 기관지로 뻗어 나가기 시작하는 곳이며, 나무줄기와 같습니다. 기관은 열여섯 번의 분지를 통해 더 작은 기관지로 나뉘며, 기관지는 나뭇가지와 같습니다. 기관지는 일곱 번의 분지를 거치며 폐포가 나뭇가지에 잎이 붙듯이 추가됩니다. 나무와 폐 모두 프랙털 구조를 통해 가스 교환을 위한 표면적을 가능한 크게 만듭니다. 나무는 공기 중에서 이산화탄소를 흡수하고 산소를 내보내는 반면, 폐는 산소를 흡수하고 이산화탄소를 내보냅니다. 나뭇가지가 가스 교환을 하지 않는 것처럼, 기관지도 가스 교환을 하지 않습니다. 대신, 폐포가 '잎' 역할을 합니다.

건강한 사람의 폐는 그 자체로 경이롭습니다. 부드러운 분홍빛으로 빛나며, 숨을 쉴 때마다 풍선처럼 커졌다 작아졌다 하면서 갈비뼈로 둘러싸인 흉곽 안에서 부드럽게 움직입니다. 하지만, 풍선과는 달리 폐는 완벽한 구의 형태는 아닙니다. 오히려 폐는 놀라울 만큼 자신이 자리 잡은 공간에 딱 맞춰져 있습니다. 윗부분은 둥글고, 안쪽과 아래쪽은 심장과 횡격막이 위치할 수 있도록 오목합니다. 가장 아래쪽 끝은 종 모양으로 섬세하게 내려옵니다. 그리고 놀랍게도, 폐는 몸에서 꺼내더라도 이 아름다운 형태를 그대로 유지합니다.

하지만, 건강하지 않은 폐는 기괴하게 변합니다. 병에 걸리고 섬유화된 폐는 흉터 조직으로 인해 쪼그라들고 뒤틀립니다. 때로는 공기가 폐 안에 영원히 갇혀 표면에 사마귀 같은 기포가 생깁니다. 대기 오염이나 담배 연기와 같은 유해 물질은 폐 표면에 검은 침전물을 만들어 원래 분홍색을 띠는 깨끗한 폐를 병든 회색으로 변하게 합니다. 그리고 폐기종emphysema(병적으로 발생한 공기 주머니)에 의해 파괴된 폐는 마치 기생충에게 감염된 것처럼 내부부터 갉아먹힙니다.

그러나 원래 폐가 자리 잡고 있는 흉곽 밖에서는 그 신비로운 모습을 볼 수 없기 때문에 대부분의 사람들은 폐의 진정한 아름다움을 알지 못합니다. 안타깝게도 폐를 자르면 폐는 즉시 쪼그라듭니다. 아들이 태어나고 처음으로 함께 해변에 갔을 때, 모래사장에서 정체를 알 수 없는 파란 실타래를 만났습니다. 아들은 그 실타래의 정체를 궁금해했습니다. 실타래의 정체가 해

파리라고 알려 주었지만, 그 모습은 아쿠아리움에서 보았던 우아한 해파리의 모습과는 사뭇 달랐습니다. 폐도 마찬가지입니다. 이렇게 폐가 쪼그라들어 버리면 폐 구조를 전문적으로 연구하는 연구자들도 폐의 미세한 구조까지 정확하게 확인하는 것은 어렵습니다. 이를 해결하고자 우리 연구팀은 폐에 공기를 다시 주입시킨 후, 액체 질소로 순식간에 얼려 특수 현미경으로 얼어붙은 단면을 관찰하였습니다. 건강한 폐는 밀도가 높은 스펀지처럼 보이지만, 폐기종이 발생한 폐는 폐포 공기 주머니가 파괴되어 밀도가 낮은 스펀지처럼 보입니다. 실제로, 제가 연구한 폐기종이 발생한 폐의 경우, 구멍이 너무 크고 결합 조직connective tissue이 거의 남아 있지 않아 얼어붙은 폐를 살짝만 건드려도 부서져 버렸습니다.

　기관지를 지지하는 구조물로는 연골과 기관지 평활근이 있습니다. 이상하게 들리겠지만, 기관지 평활근이 정확히 어떤 일을 하는지 아직 잘 알지 못합니다. 기관지 평활근은 기침할 때 발생하는 엄청난 압력으로부터 기관지를 단단하게 만들어 보호하는 역할을 하기도 하지만, 주로는 폐질환의 발생에 관여합니다. 천식과 같이 기도에 염증이 발생하는 질환에서는 기관지 평활근이 수축합니다. 이러한 수축 작용은 기도의 내벽에 발생한 염증과 함께 기도를 좁아지게 만듭니다. 중증 천식의 경우 기도 평활근의 양 자체가 증가하여 기도를 더욱 좁게 만들기도 합니다. 숨을 내쉴 때, 폐포 내의 압력이 증가하며 폐 안의 공기가 폐 바깥으로 나갑니다. 기도가 좁아진 부분이 있으면, 공기가 폐 바깥으로 배출되기 전에 기도가 닫히고 공기가 폐 안에 갇힐 수 있습니다. 이를 우리는 기류제한이라고 부릅니다.

　가장 작은 기도인 세기관지의 끝은 폐의 가스 교환 단위인 폐포로 연결됩니다. 건강한 성인의 폐는 정상적으로 호흡할 때 통식빵 한 덩이 정도의 부피로, 약 24 cm 정도에 불과합니다. 그러나 폐의 전체 표면적은 80에서 100 m²로, 테니스 코트의 한쪽 면과 맞먹습니다. 폐포의 절반 이상이 폐의 바깥쪽 3분의 1에 위치해 있습니다. 그래서 흉부X선x-ray을 보면 폐의 바깥쪽 가장자리가 더 검게 보입니다. 왜 폐는 검게 보일까요? 공기는 흉부X선에서 검게 보이기 때문입니다. X선 광선이 필름에 닿는 것을 막는 물질이 없다는 의미이기도 합니다(적어도 디지털 X선이 도입되기 전에는 말이죠!). 따라서, 연 조직이나 뼈 조직이 X선을 흡수하는 부분에서만 흰색 음영이 나타납니다.

폐포는 작은 공기 주머니에 비유할 수 있습니다. 공기 주머니라고 하니까 폐포가 원형 구조인 것처럼 생각할 수 있지만, 실제로 폐포는 다각형에 가깝습니다. 각 폐포는 인접한 폐포와 벽을 공유하는데, 이 벽이 지지대 역할을 합니다. 현미경으로 보면, 폐포의 단면은 벌집과 같은 모양을 가지고 있습니다. 폐포는 폐가 존재하는 이유입니다. 폐포는 두 가지 중요한 역할을 합니다. 산소를 흡수하고, 이산화탄소를 배출하는 것입니다. 사람이 살아가기 위해서는 산소가 필요합니다. 산소는 세포가 에너지를 생성하기 위해 반드시 필요하며, 음식물이 에너지로 변하도록 돕는 일종의 점화제 역할을 합니다. 산소가 부족하면 뇌는 5분도 버티지 못하고 죽어가기 시작합니다. 또한, 우리의 폐는 이산화탄소, 즉 세포의 노폐물을 배출하는 것을 돕습니다. 체내에 이산화탄소가 너무 많으면 혼수 상태에 빠질 수 있습니다. 만성폐쇄성폐질환과 같은 폐질환을 앓고 있는 환자들은 이산화탄소 중독으로 병원에 입원하는 경우가 흔합니다. 혈중 이산화탄소 수치가 과도하게 높은 경우를 고이산화탄소혈증hypercapnia이라고 합니다. 아이러니하게도 이산화탄소를 의미하는 'capnia'라는 접미사는 그리스어로 '연기'를 의미하는 'kapnos'에서 유래했습니다. 이산화탄소는 담배 연기의 주요 성분인데, 담배는 만성폐쇄성폐질환을 유발하는 흔한 원인입니다(역자 주: 정말 신기하죠? 원어로 된 의학 용어에는 재미있는 유래가 있는 경우가 많이 있습니다).

폐포는 가스 교환을 가능한 최대로 할 수 있도록 설계되어 있습니다. 가령 폐포의 벽은 세포 하나 정도의 두께로 매우 얇습니다. 폐포에 있는 주요 세포 중 하나는 제1형 폐포세포type I pneumocyte입니다. 이 세포는 매우 납작한 계란 모양이며, 핵은 마치 노른자처럼 생겼습니다. 또한 폭은 약 $50\,\mu m$으로 사람의 머리카락 두께 정도이지만, 두께는 $0.2\,\mu m$도 되지 않습니다. 각 폐포는 모세혈관으로 둘러싸여 있으며, 모세혈관은 너무 작아서 적혈구가 한 줄로 지나가야 합니다. 이러한 구조를 통해 적혈구와 폐포 내 공기는 접촉을 최대화할 수 있습니다. 1분도 채 걸리지 않는 시간 동안 폐는 체내 모든 혈액을 이와 같은 방식으로 처리합니다. 거의 모든 적혈구가 가장 작은 폐포 모세혈관을 통과하게 되는 것이지요. 따라서 폐렴과 같이 폐포에 액체가 차거나 폐섬유증 pulmonary fibrosis처럼 폐포가 손상되면 폐가 산소를 잘 흡수하지 못하게 됩니다.

폐포에는 드물지만 또 다른 세포인 제2형 폐포세포 type II pneumocyte도 있습니다. 이 세포는 폐포 표면에 5%밖에 존재하지 않지만 매우 중요한 역할을 합니다. 제2형 폐포세포는 폐포 표면을 덮고 있는 액체 성분의 일부인 계면활성제 surfactant라는 물질을 생산합니다. 계면활성제는 매우 놀라운 분자로, 지질과 단백질로 구성된 복합 물질입니다. 계면활성제는 폐포의 표면 장력을 감소시킵니다. 이것이 왜 중요할까요? 폐포를 하나의 거품으로 생각해 봅시다. 거품이 팽창하는 데 필요한 압력은 거품의 크기와 표면 장력에 의해 결정됩니다. 거품이 작을수록 거품을 팽창시키기 위한 압력이 더 많이 필요합니다. 풍선을 불 때 처음에 공기를 불어 넣는 것이 어렵지만 풍선이 커질수록 보다 쉽게 공기를 불어 넣을 수 있는 것과 같습니다. 폐포는 매우 작지만, 크기가 서로 다릅니다. 크기 차이로 인해 이론적으로 큰 폐포가 작은 폐포보다 더 쉽게 커지게 되어, 작은 폐포에서 큰 폐포로 공기가 이동하고 작은 폐포가 찌그러져 균형 있게 팽창할 수 없습니다.

표면 장력은 또한 거품이 팽창하기 위해 필요한 압력에 영향을 미칩니다. 물의 표면 장력은 매우 높아서 우리가 비눗물을 첨가하여 그 장력을 낮추지 않는 한, 거품은 생기지 않습니다. 계면활성제는 비누처럼 표면 장력을 낮춰주는 역할을 합니다. 그리고 큰 폐포보다 작은 폐포의 표면 장력을 더 크게 낮춥니다. 다시 말해 계면활성제는 작은 폐포의 표면 장력을 낮춰 큰 폐포처럼 작은 압력에도 팽창할 수 있도록 도와주는 것입니다. 또한 계면활성제로 인해서 모든 폐포가 흡기와 호기 시에 열려 있을 수 있습니다. 폐포가 공유하는 벽과 결합 조직(케이블 선과 같은 역할)과 같은 다른 요인들도 폐포가 항상 열려 있도록 도와주지만, 계면활성제가 가장 중요한 역할을 한다는 것이 과학계의 중론입니다.[1]

계면활성제의 중요성을 가장 잘 보여주는 예는 조산premature birth입니다. 태아는 임신 24주에서 28주 사이가 되어야 계면활성제를 만들기 시작합니다. 1963년, 케네디Kennedy 대통령 부부는 태반 이상으로 임신 35주 만에 아들 패트릭을 출산했습니다. 조산아의 폐에는 충분한 양의 계면활성제가 없어 매우 위험한 상황을 맞이하게 됩니다. 출생 이틀 후, 패트릭은 당시 유리질막병hyaline membrane disease이라 불리던 폐질환으로 사망했습니다. 이 병명은 아기의 폐를 덮고 있는 왁스 같은 유리막층을 본떠 지었습니다. 계면활성제가 표면 장력을 줄인다는 사실은 1950년대에 발견되었지만, 이 비극적인 사건이 있고 나서야 인공 계면활성제를 만드는 실험이 시작되었습니다. 오늘날에는 신생아 호흡곤란증후군neonatal respiratory distress syndrome(이제 우리는 유리질막병을 이렇게 부릅니다)을 앓는 환아를 치료하기 위해 투여 가능한 여러 종류의 계면활성제가 존재합니다. 계면활성제를 이용한 치료법은 신생아 호흡곤란증후군으로 인한 사망률을 약 40%가량 낮출 수 있었습니다.[2]

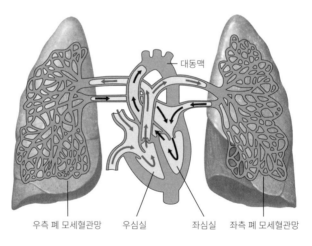

대동맥

우측 폐 모세혈관망   우심실   좌심실   좌측 폐 모세혈관망

폐순환의 도식

산소가 고갈된 혈액은 다른 장기들로부터 우심방을 거쳐 우심실로 돌아옵니다. 심장은 그 혈액을 폐동맥을 통해 폐로 뿜어냅니다. 폐의 모세혈관망에서 혈액은 산소를 흡수하고 이산화탄소를 배출합니다. 산소가 풍부해진 혈액은 폐정맥을 통해 심장의 좌심방을 거쳐 좌심실로 돌아옵니다. 심장의 좌심실에서 혈액은 대동맥으로 뿜어져 나가 다시 몸 전체로 퍼져 나갑니다.

나무처럼 생긴 폐의 기관지 사이사이에는 혈관들이 얽혀 있습니다. 실제로 폐는 두 개의 완전히 다른 순환 시스템을 통해 혈액을 공급받습니다. 첫 번째는 기관지동맥으로, 주 기관지를 비롯한 큰 기관지에 산소와 영양분을 공급하는 주요 혈액 공급원입니다. 기관지동맥은 몸에서 가장 큰 동맥인 대동맥에서 뻗어 나갑니다. 일반적으로 왼쪽에는 두 개, 오른쪽에는 한 개의 기관지동맥이 있지만, 다양한 변이가 있을 수 있습니다. 신기하게도 폐 이식 시 기관지동맥은 수술 과정에서 다시 연결되지 않습니다. 폐는 이식 수술 시 동맥 혈류가 재건되지 않는 유일한 장기입니다.

어떻게 이런 것이 가능할까요? 바로 폐의 또 다른 혈액 공급원인 폐동맥과 폐정맥 덕분입니다. 사실 폐동맥과 폐정맥은 주로 폐가 아닌 다른 장기들을 위해 존재합니다. 폐순환은 가장 설명하기 어려운 개념 중 하나입니다. 기본적으로 동맥은 심장에서 혈액이 나오는 혈관이고, 정맥은 심장으로 들어가는 혈관입니다. 따라서, 기관지동맥은 산소가 풍부한 혈액을 폐로 운반하고, 기관지정맥은 산소가 적은 혈액을 심장으로 되돌려 보냅니다. 반면에, 폐동맥은 독특하게도 심장의 우심실에서 폐로 산소가 적은 혈액을 운반합니다. 폐포에서 적혈구는 이산화탄소를 내보내고 산소를 받습니다. 그런 다음 폐정맥은 산소가 풍부한 혈액을 심장의 좌심실로 운반하여, 산소를 온몸의 구석구석에 전달합니다.

폐는 동맥이 산소가 부족한 혈액을 운반하고 정맥이 산소가 풍부한 혈액을 운반하는 유일한 장기입니다. 비유하자면 적혈구는 작은 배터리이고, 폐는 배터리 충전기입니다. 폐 안에서 적혈구의 분자는 이산화탄소를 주고 산소를 받습니다. 혈액이 산소로 '재충전'된 후에는 다시 심장으로 이동하여 몸 전체에 산소를 공급할 수 있습니다.

폐동맥과 폐정맥을 합쳐 폐순환계라고 합니다. 이 시스템은 수 세기 동안 의사들을 혼란스럽게 했습니다. 초기 의사들이 폐순환의 존재를 알아낸 후에도 혈액이 어떻게 흐르는지 또 왜 그런지 잘 알지 못하였습니다. 제가 환자분들에게 많이 말씀드리는 것 중 하나는 체순환계와 마찬가지로 폐순환계에도 고유의 '혈압'이 있다는 것입니다. 대부분의 사람들은 고혈압이라는 용어를 잘 알고 있습니다. 보통 고혈압이라고 하면 체순환계에서 정상보다 높은 압력이 측정되는 것을 의미합니다. 체순환계의 혈압은 팔에 혈압계를 감아 쉽게 측정할 수 있습니다. 불행하게도 폐순환계에도 고혈압이 발생할 수 있지만, 폐동맥의 혈압은 간단히 측정할 수 없습니다. 폐순환계의 압력은 심장 초음파로 간접적으로 측정하거나, 카테터를 혈관에 삽입하여 심장을 거쳐 폐동맥까지 진입시켜 측정해야 합니다.

좌측 심장에 비해 우측 심장은 상대적으로 약해서 높은 압력을 견딜 수 있도록 만들어지지 않았습니다. 폐순환계를 지탱하는 혈압은 크게 높지 않기 때문에, 우측 심장이 무리해서 일하는 경우는 드뭅니다. 예를 들어, 체순환계의 정상 혈압이 120/80 mmHg(수축기/이완기)인 반면, 폐순환계의 정상 혈압은 약 25/10 mmHg입니다. 질병으로 인해 폐순환계의 압력이 상승하는 경우를 폐고혈압이라고 하는데, 폐고혈압의 치료는 체순환계의 고혈압보다 치료가 훨씬 어렵습니다.

폐순환계에는 몇 가지 놀라운 기능이 있습니다. 폐 안의 공간은 혈액의 저수지 역할을 하여 우측 심장의 박출량 변화에 대응해 완충 작용을 합니다. 좌측 심장이 박출량을 맞출 수 있도록 혈액이 일시적으로 머무를 수 있는 장소를 제공하는 것이지요. 또한 폐의 모세혈관계는 신체 전체에서 가장 중요한 여과 필터 기능을 하는 기관 중 하나입니다.

저는 의대생 때 마취과 실습을 나가서 폐의 이 중요한 기능에 대해 처음 알게 되었습니다. 수술을 참관한 적이 있는 사람은 누구나 알고 있을 것입니다. 마취과 의사들이 오즈의 마법사처럼 커튼 뒤에 숨어 있고, 외과 의사들은 커튼 반대편, 잘 마련된 무균의 깨끗한 공간에서 수술을 합니다. 덕분에 저는 커튼 뒤에서 해부생리학 수업을 라이브로 받을 수 있었습니다. 어느 날 신선냉동혈장(혈액 응고 인자가 풍부한 혈액 제품)이 정맥관intrave-nous line을 통해 필터를 거쳐 환자에게 주입되는 것을 보고 있었는데, 그때 작은 핏덩어리가 정맥관에 걸쳐 있는 것을 보았습니다. 저는 서둘러 정맥관을 잡고 핏덩어리가 더 들어가지 못하도록 꽉 움켜쥐었습니다. 그때는 핏덩어리가 환자에게 들어가지 않도록 막아야 한다는 생각뿐이었습니다. 다른 의대생들과 마찬가지로 저 또한 작은 핏덩어리조차도 뇌졸중과 심장마비와 같은 중대한 질환을 일으킬 수 있다는 것을 알고 있었습니다. 그때 이를 보고 있던 수석 마취과 레지던트가 웃으며 "이것이 폐가 존재하는 이유야!"라고 외치며 제 손을 놓아주던 순간을 저는 결코 잊지 못합니다(물론 그가 옳았습니다). 그 작은 핏덩어리는 폐순환계의 작은 혈관에 붙잡혀 더 나가지 못했을 것이고, 환자에게 아무런 해도 입히지 못했을 것입니다. 폐의 모세혈관은 엄청나게 작아진 후에야 혈액을 좌측 심장으로 전달하는 큰 폐정맥에 다시 합류합니다. 폐의 모세혈관들은 작은 핏덩어리가 들어오면 우리 몸이 스스로 이를 녹여낼 수 있도록 잡아 가두는 역할을 합니다.

좌측 심장에서 나온 핏덩어리는 뇌졸중과 같은 심각한 문제를 일으킬 수 있지만, 보통의 건강한 성인의 경우, 우측 심장에서 나온 작은 핏덩어리는 폐에서 걸러져 우리 몸에 아무런 영향을 미치지 않습니다. 그러나 폐가 무한정 핏덩어리들을 걸러 줄 수 있는 것은 아닙니다. 최근에 수술을 받았거나 잘 움직이지 않는 환자에서는 종종 하지 정맥에서 핏덩어리가 발견됩니다. 이러한 핏덩어리는 부서져 우측 심장으로 들어가서 폐의 모세혈관에 붙잡히곤 합니다. 하지만 핏덩어리가 너무 크면 폐에 손상을 일으킬 수 있는데, 이를 폐색전pulmonary emboli이라고 합니다. 폐색전이 너무 많거나 큰 경우 폐로 가는 혈액 공급을 차단하여 심근경색과 마찬가지로 폐경색을 일으킬 수 있습니다. 또한 우측 심장에 부담을 주어 심부전을 일으킬 수도 있습니다. 폐색전이 발생하는 것은 결코 좋은 일은 아니지만, 폐색전증은 핏덩어리가 뇌를 비롯한 다른 장기로 퍼져나가는 것을 막아주는 '타고난' 방어기제로 작동할 수 있습니다.

우리가 서 있을 때는 중력으로 인해 폐의 아래쪽에 더 많은 혈액이 분포하게 됩니다. 반면, 중력이 없는 우주에서는 폐 전체에 혈액이 훨씬 더 고르게 분포합니다.[3] 그러나 지구에서는 중력이 작용하기 때문에, 누워 있을 때에는 폐의 뒤쪽(역자 주: 등쪽)에 더 많은 혈액이 몰리게 됩니다. 이러한 사실은 일상생활을 하는 동안에는 크게 중요하지 않지만, 중환자실에 들어갈 정도로 상태가 나빠진 상태에서는 매우 중요해집니다. 사람이 오랜 시간 등을 대고 누워 있으면, 폐의 뒤쪽에 공기 순환이 원활하지 않아 무기폐^{atelec-}tasis라는 현상이 발생할 수 있습니다. 앞서 언급했듯이, 누워 있을 때에는 중력으로 인해 폐의 뒤쪽에 혈액이 몰리게 되는데, 이 부분은 무기폐가 잘 발생하는 공기 순환이 되지 않는 부분입니다. 이러한 문제는 환자를 엎드린 자세로 돌림으로써 부분적으로 해결할 수 있습니다. 중환자 의학에서는 이를 '복와위 자세^{prone positioning}'라고 합니다. 이 기법은 공기 순환이 더 잘 이루어지는 폐 쪽으로 혈액을 보내 환자에게 산소 공급을 원활하게 해줍니다. 복와위 자세는 1970년대부터 중환자 치료에서 사용되어 왔지만, 최근 코로나19 환자 치료에 사용되면서 더 널리 알려지게 되었습니다.

완벽하지는 않지만, 폐순환계는 혈류를 재분배하는 능력을 가지고 있습니다. 폐동맥은 산소 농도가 낮은 부위에서 산소 농도가 더 높은 부위로 혈액 순환을 유도할 수 있습니다. 이를 저산소성 혈관수축^{hypoxic vasoconstric-}tion이라고 하며, 산소가 부족한 폐에서 혈관이 수축하는 현상을 의미합니다. 이러한 현상이 어떻게 발생하는지는 여전히 미스터리입니다. 하지만 폐의 일부가 제 기능을 하지 못할 때, 저산소성 혈관수축을 통해 혈액에 충분한 산소를 공급할 수 있습니다. 예를 들어, 환자의 특정 폐 부위에 감염(폐렴)이 있는 경우에는, 그 부위로 가야 할 혈액을 다른 곳으로 보내는 것이 산소 교환에 더 유리합니다. 폐포가 액체로 채워지면 모세혈관에 전달되는 산소가 감소합니다. 폐는 더 산소가 많은 쪽으로 혈류를 재분배하여 이를 해결할 수 있습니다.

폐혈류의 분포가 가장 극적으로 바뀌는 순간은 아이가 태어날 때입니다. 태아는 자궁 안에서 양수에 잠겨 있어 폐로 숨을 쉴 수 없습니다. 대신 탯줄을 통해 산소를 전달받습니다. 그래서 태아 시기에는 폐의 모든 혈관이 수축된 상태로 있습니다. 대부분의 혈액은 폐를 거치지 않고, 동맥관^{ductus ar-}teriosus이라는 태아만이 가지고 있는 독특한 구조를 통해 우회합니다. 시간이 흘러 아기가 태어나 첫 숨을 들이마시는 순간, 산소가 폐에 급격히 유입됩니다. 그 결과, 폐혈관계의 저항은 급감합니다. 순식간에 폐혈관이 이완되고, 폐를 우회하던 혈액이 이제 폐로 향하게 됩니다. 이 정교한 메커니즘 덕분에 아기는 단 몇 초 만에 '태반을 통한 호흡'에서 '공기를 통한 호흡'으로 전환하여 자궁 밖에서도 살아갈 수 있게 됩니다.

페는 장측 흉막visceral pleura이라는 얇은 막으로 둘러싸여 있습니다. 폐가 자리 잡고 있는 흉강도 벽측 흉막parietal pleura이라는 얇은 막으로 둘러싸여 있습니다. 이 두 막 사이의 공간을 흉막강pleural space이라고 합니다. 보통 흉막강에는 약간의 액체(60 kg 성인 기준으로 약 6-12 mL)가 존재합니다. 이 액체는 폐가 숨을 들이마실 때와 내쉴 때 벽측 흉막을 따라 쉽게 움직일 수 있게 해주는 윤활제 역할을 합니다. 대부분의 사람들은 다른 폐의 구조물들처럼, 문제가 발생하기 전까지는 흉막강의 존재를 인식하지 못합니다. 심부전이나 폐렴과 같은 질환에 의해 흉막강에 비정상적으로 액체가 고일 수 있습니다. 특히 폐렴과 같은 염증성 질환에 의해 흉수가 생길 때에는 상당한 통증이 동반됩니다. 장측 흉막과 벽측 흉막은 다른 폐 조직과 달리 통각이 잘 발달해 있습니다. 그래서 숨을 들이마시고 내쉴 때 흉막에 통증이 있을 경우 '흉막염 혹은 늑막염pleurisy'이라고 부르기도 합니다. 그러나 흉막염이라는 용어는 다소 모호한 표현입니다. 이는 특정 질환을 의미하기보다는 다양한 원인으로 인해 흉강에 발생하는 통증을 의미합니다. 폐의 나머지 부분은 통증 수용체가 거의 없어 통증을 느끼지 못합니다. 따라서 환자들이 폐 쪽이 아프다고 호소할 때, 흉막에 염증이 없으면, 흉벽의 근육 염증이나 갈비뼈의 연골염 등 다른 문제가 통증의 원인일 가능성이 많습니다. 여러 내부 장기의 신경은 뇌로 향하기 전 척수 근처의 큰 신경 뿌리에 모입니다. 이 때문에 뇌는 신호를 받아들이는 것만으로는 통증의 정확한 위치를 구분하지 못할 때가 있습니다. 이렇게 통증이 발생한 곳이 아닌 다른 위치에서 통증을 느끼는 현상을 '연관통referred pain'이라고 합니다.

흉막강에 문제가 생기는 또 다른 경우는 폐에 구멍이 생겨 기흉pneumo-thorax이 발생할 때입니다. 기흉은 폐에 생긴 구멍을 통해 공기가 빠져나와 흉막강을 채우는 상태를 말합니다. 흉막강에 공기가 쌓이기 시작하면 폐가 압박되어 찌그러질 수 있습니다. 최악의 경우, 공기가 너무 많이 새어 나와 흉막강이 순식간에 공기로 가득 차게 되면 심장과 반대쪽 폐를 압박할 수 있습니다. 이를 긴장성 기흉 tension pneumothorax이라고 합니다. 긴장성 기흉이 발생하면 흉막강의 공기를 제거해야 하는 초응급 상황이 됩니다. 긴장성 기흉이 의심되면, 우선 흉벽에 바늘을 찔러 넣어 즉시 흉막강의 공기를 빼내는 감압술을 시행하여, 이후 더 굵은 흉관을 삽입하여 공기를 지속적으로 빼낼 장치를 위치시킬 시간을 벌어야 합니다. 다행히 기흉 자체는 흔하지만, 긴장성 기흉은 매우 드뭅니다. 기흉은 대부분 환자들이 가지고 있던 폐질환으로 인해 폐에 구멍이 생기면서 발생하지만, 때로는 아무 이유 없이 발생하기도 합니다. 특별한 이유 없이 발생하는 경우를 '자발성 기흉 spontaneous pneumothorax'이라고 하며, 여성보다 남성에게 더 자주 발생합니다. 자발성 기흉이 잘 생기는 사람들은 비슷한 특성을 가지고 있습니다. 키가 크고, 마르며, 청소년이거나 막 성인이 된 남성들입니다. 기흉이 심하지 않으면 특별한 치료가 필요하지 않습니다. 그러나 기흉이 심해져서 흉막강 안의 공기 양이 많아지거나 환자의 상태가 악화되면, 공기를 빼내기 위해 흉막강에 흉관을 삽입해야 합니다. 가끔은 폐를 잘 펴기 위해서, 혹은 반복적인 기흉 발생을 막기 위해 수술이 필요할 수도 있습니다.

호흡의 원리

우리 중 대부분은 어떻게 숨을 쉬는지 깊이 생각해 본 적이 없을 것입니다. 우리가 숨을 쉬는 원리는 직관적이지 않습니다. 이론적으로 공기가 폐로 들어가는 방법에는 두 가지가 있습니다. 공기를 폐 안으로 밀어 넣는 방법(양압 호흡)과 공기를 당겨서 빨아들이는 방법(음압 호흡)입니다. 두 방법 모두 공기는 압력이 높은 곳에서 낮은 곳으로 이동한다는 원리에 기반합니다. 양압 호흡은 외부에서 높은 압력을 생성하여, 압력이 낮은 폐 안으로 공기를 밀어 넣습니다. 반면, 음압 호흡은 먼저 폐의 압력을 낮추어, 높은 압력을 가진 외부에서 낮은 압력의 폐 안으로 공기가 이동하게 합니다. 개구리는 양압 호흡을 합니다. 개구리는 공기를 입으로 삼킨 후 입을 꽉 닫아 공기를 폐로 밀어 넣습니다. 인공호흡기도 공기를 폐로 밀어 넣는 방식으로 양압 호흡을 유도합니다. 반면, 사람은 음압 호흡을 합니다. 횡격막은 폐 아래에 위치한 주요 호흡 근육입니다. 안정된 상태에서 횡격막은 왼쪽과 오른쪽 폐 아래에 각각 두 개의 둥근 지붕 모양의 형태를 이루고 있습니다. 우리가 숨을 들이마실 때, 이 둥근 지붕은 평평해지며 아래로 내려갑니다. 이는 횡격막이 폐를 아래로 당겨 폐가 커지도록 만드는 과정입니다. 부풀어 오른 폐에는 낮은 압력이 형성되어 외부의 공기가 밀려 들어옵니다. 숨을 내쉴 때, 횡격막은 다시 위로 올라가 이완됩니다. 이로 인해 폐 내부의 압력이 외부보다 약간 높아져서 공기가 바깥으로 빠져나갑니다.

숨을 들이마시고, 이제 내쉬어 보세요. 자연스럽게 숨이 멈추는 지점을 느낄 수 있나요? 이 지점에서 폐에 남아 있는 공기의 양을 우리는 기능적 잔기용량functional residual capacity이라고 부릅니다. 일반적으로 성인의 기능적 잔기용량은 약 2.5 L입니다. 숨을 쉬는 동안 폐는 고무밴드처럼 안쪽으로 수축하려는 탄성 반동elastic recoil이라는 성질을 가집니다. 동시에 흉벽은 형태를 유지하려는 바깥쪽으로 팽창하려는 반대되는 성질을 가지고 있는데, 기능적 잔기용량은 이 두 가지 성질의 힘이 완벽하게 균형을 이루는 지점입니다. 이러한 개념은 폐질환이 발생한 경우에 환자가 어떻게 숨을 쉬는지를 이해하는 데 매우 중요합니다. 폐기종이 생기면 폐가 탄성을 잃게 되어 기능적 잔기용량이 정상보다 커지고, 폐는 계속 팽창된 상태가 됩니다. 이로 인해 횡격막이 아래로 밀리게 되어 폐기종 환자가 편안하게 숨을 쉬기 어려워집니다. 왜냐하면 횡격막이 너무 아래로 밀리면, 숨을 들이마시기 전에 이미 평평해진 횡경막이 더 이상 내려갈 수 없기 때문입니다. 반면, 폐섬유증처럼 폐에 흉터가 생긴 경우에는 폐를 안쪽으로 당기는 힘이 너무 강해져 폐가 수축하고, 결과적으로 기능적 잔기용량이 더 작아집니다.

횡격막 외에 다른 근육들도 호흡을 돕습니다. 갈비뼈 사이의 늑간근과 가슴, 목, 등, 복부에 있는 여러 근육들이 흉강을 둘러싸며 띠를 형성합니다. 폐질환이 생기면 환자들은 이러한 보조 근육들을 추가적으로 사용하여 숨쉬는 데 도움을 받습니다. 또한, 강하게 숨을 들이마시고 내쉴 때도 호흡

보조근을 많이 사용하게 됩니다. 우리는 호흡 보조근을 이용해 복강 내 압력을 증가시키고, 횡격막을 위로 밀어 올리는 방식으로 있는 힘껏 숨을 내쉴 수 있습니다. 그러나 아무리 애를 써도 폐에서 모든 공기를 완전히 내보낼 수는 없습니다. 숨을 최대한 내쉬어도 보통 성인의 폐에는 약 1.2 L의 공기가 남아 있는데, 이를 잔기용량residual volume이라고 합니다.

생명이 탄생한 이래로 생명체는 살아가기 위해 항상 호흡을 해야 했습니다. 그래서 호흡을 조절하는 중추는 뇌의 원시적인 부분인 연수medulla oblongata에 위치합니다. 연수는 대뇌가 의식을 잃어도 계속 작동하여 호흡과 같은 중요한 기능을 유지시켜 줍니다. 호흡 중추는 횡격막 신경을 통해 횡격막과 연결되어 있어, 뇌가 호흡 속도를 조절할 수 있습니다. 따라서, 우리가 잠을 자거나 의식을 잃었을 때에도, 호흡 중추가 횡격막 신경을 통해 횡격막과 잘 연결되어 있기만 하면 우리는 멈추지 않고 계속 호흡할 수 있습니다.

만약 제가 호흡계respiratory system의 설계자라면, 우리 몸에 산소가 부족할 때 뇌에 알릴 작은 센서들을 만들었을 것 같습니다. 뇌가 폐에 더 빠르고 깊게 호흡하라는 명령을 내릴 수 있도록 말이죠. 그러나 우리 몸은 이보다 훨씬 복잡한 방법을 사용합니다. 뇌의 말초 수용체들은 산소뿐만 아니라 이산화탄소와 혈액 내 pH 농도(역자 주: 수소 이온 농도 지수를 뜻하며 산-염기 정도를 나타내는 단위입니다)까지 측정합니다. 이산화탄소가 혈액에 녹아들면 물과 결합하여 중탄산염이 되는데, 중탄산염은 혈액 내 산-염기 균형을 조절하는 데 중요한 역할을 합니다. 우리 몸에서는 수천 개의 화학 반응이 오케스트라처럼 매우 정교하게 일어납니다. 이 반응들은 pH 7.4 정도의 산도에서 최적의 성능을 발휘할 수 있습니다. 덧붙여 설명드리면 pH 7.0은 완전히 중성이며, 7.4는 약염기성입니다. 호흡을 통해 혈액 내 이산화탄소 농도가 변하면 혈액의 pH도 변하게 됩니다. 이산화탄소가 너무 많으면 혈액이 산성으로 변하고, 너무 적으면 혈액이 염기성으로 변합니다.

폐가 산소를 흡수하고 이산화탄소를 배출하는 컨베이어 벨트라고 생각해 봅시다. 경동맥에 있는 화학 수용체는 산소, 이산화탄소, pH를 측정하여 호흡 속도를 조절합니다. 모든 것이 제대로 작동하면, 우리 몸에는 충분한 산소와 적절한 양의 이산화탄소가 존재하여 pH 7.4 정도의 약염기를 유지합니다. 그러나 산소 혹은 이산화탄소 농도에 이상이 생기면, 컨베이어 벨트는 속도를 높이거나 낮추는 두 가지 해결책밖에 없습니다. 이 두 방법은 운동과 같은 '일상적인' 변동을 잘 처리할 수 있습니다. 운동 시에는 산소 소비량이 증가하는 동시에 제거해야 할 이산화탄소도 많이 생성됩니다. 따라서 컨베이어 벨트의 속도를 높이면 이 두 가지 문제를 함께 해결할 수 있습니다.

하지만 비행기를 타고 여행을 하면 어떻게 될까요? 비행기를 타면 우리는 호흡계의 한계를 알게 됩니다. 비행기 내부는 보통 해발 약 1,800 m에서 2,400 m 정도의 압력으로 유지됩니다. 고도가 높아져도 흡입하는 공기 중 산소 비율은 일정하지만, 높은 고도에서는 전체 대기압이 감소하여 산소의 부분압이 낮아집니다. 해발 2,400 m에서 산소의 부분압은 해수면의 약 34%에 불과합니다.[4] 부분압은 혼합 기체 중 특정 기체가 전체 기압에 미치는 압력을 의미합니다. 다소 어려운 내용이지만, 결론적으로 산소의 부분압이 감소하여 혈액 내 산소 농도가 낮아집니다. 이 문제를 해결하고자 우리 몸은 숨을 빠르게 쉬기 시작합니다. 그러나 운동할 때와는 달리, 이 경우에는 더 많은 산소를 공급하기 위해 컨베이어 벨트의 속도를 높이는 것이 오히려 이산화탄소 농도를 너무 많이 낮추게 됩니다. 그 결과 혈액은 단시간에 과도하게 염기성으로 바뀝니다.

높은 고도에 천천히 도달하면 산-염기 균형을 맞추는 데 또한 중요한 역할을 하는 콩팥이 며칠에서 몇 주에 걸쳐 혈액의 산-염기 균형을 안정된 상태로 되돌릴 수 있습니다. 그러나 갑작스럽게 높은 곳으로 올라가는 비행기에서는 시간이 충분하지 않아 산-염기 불균형이 발생할 수 있습니다. 갑작스럽게 높은 고도에 도달하여 머물게 되면, 낮은 산소 농도와 산-염기 불균형으로 인해 두통, 피로, 메스꺼움 등의 증상이 나타날 수 있는데 이를 '급성 산악병acute mountain sickness'이라고 합니다.

이렇게 호흡이 무의식적으로 조절될 때와 달리, 의식적으로 느리고 깊게 호흡을 하면 우리 몸 전체에 다양한 영향을 줄 수 있습니다. 천천히 숨을 쉬는 것은 동양 문화권에서 오랜 전통으로 이어져 온 건강법입니다. 아직 정확한 원리는 잘 알려져 있지 않지만, 느리게 호흡하면 뇌의 활동과 신경 신호가 변합니다. 깊게 호흡하면 심박수, 혈압, 그리고 스트레스 호르몬인 코티솔 수치가 낮아집니다. 느린 호흡은 기분을 좋게 해주고, 스트레스를 줄여주며, 몸의 긴장을 풀어주는 효과가 있다는 것이 여러 연구를 통해 잘 알려져 있습니다. 천천히 숨을 쉬면 주의력과 집중력이 향상되고 통증도 감소합니다. 따라서 폐는 생명 유지를 위해 산소를 제공하고 노폐물인 이산화탄소를 제거할 뿐만 아니라, 호흡 행위 그 자체를 통해 우리가 더 잘 살아갈 수 있도록 도와줍니다.

폐 안에서 일어나는 전투:
외부 세계와의 싸움

폐는 매우 중요한 역할을 하고 있습니다. 살아가기 위해 우리는 반드시 산소를 들이마시고 이산화탄소를 배출해야 합니다. 이를 위해 폐는 하루에 약 11,000 L의 공기를 들여보내고 내보냅니다. 그러나 폐로 들어오는 공기에는 산소 외에도 종종 예기치 못한 다른 물질들이 함께 들어옵니다. 미세먼지, 담배 연기, 유해 가스, 세균, 바이러스, 곰팡이와 같은 호흡기 병원체 등무수히 많은 유해 물질들이 그 예입니다. 폐는 외부 세계와 끊임없이 싸우면서도, 이 과정에서 다치지 않고 본연의 임무인 가스 교환을 동시에 잘 해내야 합니다. 우리의 폐는 어떻게 이 모든 것을 해낼까요? 그 답은 복잡한 물리적, 면역학적 방어 체계에 있습니다. 폐의 방어 체계를 이해하면, 오염된 공기나 병원체들이 폐질환에 어떤 영향을 미치는지 알 수 있습니다.

우리 몸의 면역 체계는 크게 두 부분으로 나뉩니다. 첫 번째는 선천 면역 innate immunity입니다. 선천 면역은 다재다능한 해병대와 비슷합니다. 외부로부터 적이 침입하면 가장 먼저 출동하여 초기 대응을 합니다. 선천 면역은 적의 침입을 막을 수 있는 물리적 장벽과 직접 외부 침입자를 공격할 수 있는 특수한 면역 세포들로 구성되어 있습니다.

물리적 장벽은 공기가 들어오기 시작하는 코에서부터 시작됩니다. 가지 구조로 이루어진 우리의 코는 유해 입자가 폐에 도달하기 전에 코에서 걸러지도록 도와줍니다. 또한 코, 부비동, 상기도의 많은 부분을 덮고 있는 세포들은 점액질을 생성하여 유해 입자를 잡아채는 역할을 합니다. 사실, 세균이나 담배 연기와 같은 유해 물질들은 이 젤 같은 물질의 생성을 촉진합니다. 섬모는 호흡기의 많은 부분을 덮고 있는 작은 털로, 얇은 액체층에 자리 잡고 있습니다. 그리고 그 위에는 젤 같은 점액층이 있습니다. 잘 조율된 오케스트라처럼 섬모는 매우 조화롭게 박동하듯 움직이며 파동을 만듭니다. 이를 통해 섬모는 점액과 점액에 잡힌 세균 및 다른 유해 입자들을 기도 위쪽으로 올려 보내 폐 밖으로 배출시킵니다.

비강과 부비동은 또 다른 중요한 역할을 수행합니다. 바로 공기가 폐에 도달하기 전에 가열하고 가습하는 것입니다. 기도가 건조해지면 섬모의 기능이 심각하게 저하되어 폐가 감염에 취약해집니다. 기관지에 적절하고 일관된 양의 점액이 있어야 폐를 건강하게 유지할 수 있습니다. 유전 질환인 낭포성 섬유증은 액체층이 너무 얇고 점액층이 너무 두꺼워져 섬모가 제대로 작동하지 못하게 되어, 결국 폐가 쉽게 손상되고 잦은 감염에 노출됩니다.

폐포에 도달한 더 작은 유해 입자는 대표적인 선천 면역 세포인 폐포 대식세포들alveolar macrophages에 의해 제거됩니다. 감염성 입자가 아닌 경우, 폐포 대식세포는 불필요하게 면역 시스템을 활성화시키지 않고 조용히 제거합니다. 그러나 폐포 대식세포는 석면, 실리카(역자 주: 이산화규소라고도 하며 모래나 석영 등에서 발견됩니다), 석탄 먼지와 같은 물질들을 완전히 제거하지는 못합니다. 이러한 물질들은 폐에 남아 만성 염증을 일으킬 수 있습니다. 이러한 입자들이 고농도로 존재하거나 장기간 노출되면 진폐증과 같은 만성 폐질환이 발생할 수 있습니다.

세균과 같은 감염성 병원체는 병원체 연관 분자 패턴pathogen associated molecular patterns, PAMPs이라는 표식을 가지고 있습니다. 면역 시스템은 이를 통해 병원체를 인식할 수 있습니다. 계면활성제가 폐의 표면 장력을 줄여주는 역할을 한다는 것을 기억하시죠? 계면활성제는 그 외에도 박테리아, 바이러스, 곰팡이 등의 병원체 연관 분자 패턴에 결합하여 폐포 대식세포가 이를 더 쉽게 인식하고 처리할 수 있도록 도와줍니다. 또한 병원체 연관 분자 패턴은 기도 상피 세포가 화학물질을 분비하도록 자극하여 호중구라는 백혈구를 불러옵니다. 호중구는 우리 몸에서 가장 풍부한 면역 세포 중 하나로, 병원체 연관 분자 패턴을 가지고 있는 미생물을 효과적으로 제거할 수 있습니다. 이 세포는 전신을 돌아다니며 외부 침입자들과 싸우는 중요한 역할을 합니다.

폐의 또 다른 방어 시스템은 적응 면역adaptive immunity입니다. 적응 면역계를 이해하기 위해서는 면역 기억에 대해 알아야 합니다. 군대에 비유하자면, 적응 면역은 특수 부대와 같습니다. 적응 면역의 구성 요소에는 B 세포와 T 세포, 그리고 고도로 전문화된 백혈구가 있습니다. 이들은 특정 병원체에 대해 강력한 면역 반응을 일으킬 수 있습니다. B 세포는 면역글로불린immunoglobulin이라는 항체antibody를 만들어 분비합니다. 면역글로불린은 바이러스와 세균에 결합하여 이들을 비활성화시킵니다. 보통 B 세포는 면역 세포 표면에 존재하거나 분비됩니다. B 세포는 골수에서 성숙하며, 골수에서는 유전자가 무작위로 재배열되어 다양한 종류의 B 세포를 만듭니다. 이러한 다양성을 바탕으로 B 세포는 거의 모든 침입자에 대응할 수 있습니다. 그러나 항체 생성자인 외부 항원antigen이 없다면 B 세포는 오래 살지 못합니다. 항원은 보통 바이러스, 곰팡이, 세균 등의 표면에 있는 단백질이지만, 화학물질, 독소, 약물 같은 물질도 포함되며, 모두 면역 반응을 일으킬 수 있습니다. 항원에 노출되면 기억 B 세포가 만들어져, 같은 침입자가 나타났을 때 더 빠르게 반응하고 효과적으로 싸울 수 있습니다. 기억 B 세포가 활성화되면 B 세포가 형질 세포로 분화하여 대량의 표적 항체를 생성합니다. 이것이 백신의 개념입니다.

T 세포는 적응 면역팀의 또 다른 구성원입니다. T 세포는 바이러스가 증식하기 전에 바이러스에 감염된 세포를 죽일 수 있습니다. 또한 T 세포는 선천 면역계가 침입한 미생물을 파괴하도록 돕는 신호를 보내기도 합니다. T 세포는 특정 항원에 노출되었을 때 그 항원에 맞춤형인 '효과기effector' T 세포로 분열합니다. 기억 B 세포와 비슷하게 기억memory T 세포도 있습니다. 기억 T 세포는 오랫동안 지속되며, 특정 항원에 다시 노출되면 빠르게 증식합니다. 이러한 모든 면역 반응의 중심에는 염증을 유발하고 또 한편으

로는 억제하는 정교한 면역계가 자리 잡고 있습니다. 만약 면역계가 적절하게 조절되지 않는다면, 비록 침입자는 모두 제거되더라도 폐가 전투 과정에서 과도하게 손상되거나, 침입자를 완전히 제거하지 못할 수 있습니다.

폐의 마이크로바이옴

제가 의대생일 때, 건강한 폐에는 균이 없다고 배웠습니다. 의학의 발전 덕분에 이제 우리는 세균이 피부, 구강, 위장관에 항상 존재한다는 것을 알게 되었습니다. 그러나 건강한 사람의 폐에서 채취한 가래를 실험실에서 배양해 보면, 구강에 상재하는 세균 외에는 아무것도 자라지 않습니다. 예전에는 가래에서 구강 상재균이 발견되면 검체가 오염되었다고 생각했습니다. 하지만 유전자 분석 기술의 발달로 훨씬 흥미로운 사실들이 밝혀졌습니다.

건강한 상태에서도 구강, 비강, 인후두에 상재균들이 있으며, 이들이 폐 안에도 존재할지도 모릅니다. 건강한 폐에는 균이 없을 것이라는 생각은 너무 순진한 생각이었을지도 모릅니다. 폐는 상기도를 통해 들어오는 공기와 분비물에 끊임없이 노출됩니다. 이제 폐 안의 미생물을 찾아낼 수 있는 기술이 충분히 발달했습니다. 그러나 미생물들이 정말로 폐에 상재하는지에 대해서는 학계에서도 논쟁이 있습니다. 다시 말해, 이들 미생물이 상재균이라기보다는 오염된 검체이거나 폐로 씻겨 들어갔지만 실제로는 폐 내에서 죽어 있는 균일 가능성이 높다는 것입니다. 마이크로바이옴 연구의 대가인 로버트 딕슨Robert Dickson은 폐를 작은 바다 연못인 조수 웅덩이에 비유하여 설명합니다. 조수 웅덩이의 미생물 군집은 들어오고 나가는 바닷물에 의해 형성되긴 하지만, 그렇다고 여기에 생명체가 없다고 할 수는 없습니다. 건강한 폐에 존재하는 세균들도 주로 구강과 인후두에서 발견되는 균들이 넘어왔을 것으로 보이고, 폐에서 활발히 증식하지 않을 가능성이 큽니다.[1] 이처럼 폐에서 발견되는 세균들이 실제로 환자 치료에 중요한 역할을 하는지는 아직 확실하지 않습니다.

그러나 이제 우리는 만성 폐질환 환자의 폐는 미생물의 구성이 복잡하다는 것을 알게 되었습니다. 그리고 이러한 차이가 건강과 질병의 경과에 어떤 영향을 미치는지도 조금씩 밝혀지고 있습니다. 또한 폐질환이 있는 경우, 건강한 폐에서는 잘 관찰되지 않는 미생물들이 자랄 수 있다는 사실도 확인되었습니다. 이러한 균들은 이전에는 폐 감염과는 상관이 없어 보이던 폐질환들에서도 관찰됩니다. 폐의 방어 기제가 손상되면 특정 유형의 세균이 성장할 수 있는 환경이 만들어집니다. 즉, 건강한 폐에서는 일반적으로 잘 자라지 않는 세균이 병든 폐에서는 자라날 수 있다는 것입니다. 하지만 같은 만성 폐질환을 가진 사람들 사이에서도 존재하는 세균의 유형과 양은 다를 수 있습니다. 이러한 차이로 인해 질병의 경과가 달라질 수도 있습니다. 폐 안에 있는 균들의 역할을 이해하기 위해 다양한 연구들이 지금도 진행 중입니다.

폐 감염

단순히 미생물들이 우리 몸에 존재한다고 해서 일반적으로 무언가에 감염되었다고 하지는 않습니다. 대신, 균들이 우리를 아프게 만든다는 의미로 사용됩니다. 폐를 호시탐탐 노리는 다양한 침입자가 있습니다. 수백 가지의 바이러스, 세균, 곰팡이들이 기회만 되면 공기를 통해 폐로 침투하려고 합니다. 이들이 우리 몸에 침투한 즉시 감염 증상이 생길 때 이를 '급성' 감염이라고 부릅니다. 하지만 어떤 감염은 보다 서서히 증상이 발생합니다. 이러한 감염을 '아급성' 또는 '만성' 감염이라고 합니다. 21세기에 들어 인류는 다양한 질환을 치료하기 위해 면역체계를 억제하는 면역억제제를 사용하게 되었습니다. 면역억제제의 사용으로 이전에는 잘 관찰되지 않았던 감염병들이 발생하기 시작했습니다. 이렇게 면역저하자에게서 발생하는 감염을 기회감염opportunistic infection이라고 부릅니다.

바이러스 감염

주로 호흡기를 통해 우리 몸으로 침투하는 바이러스도 있지만, 바이러스가 몸 전체를 공격하는 과정에서 폐가 손상되기도 합니다. 여기서는 주로 호흡기로 침투해 감염을 일으키는 바이러스에 대해 다루겠습니다. 호흡기 바이러스 중에서도 어떤 바이러스는 주로 상기도와 목을 공격하고, 어떤 바이러스는 주로 하기도와 폐포를 공격합니다. 바이러스 감염은 폐에 상재하는 세균 무리에도 영향을 미칩니다. 특히 만성 폐질환자들에게서 그렇습니다. 따라서 '1차primary' 바이러스 감염이 '2차secondary' 세균 감염을 불러올 수 있습니다. 이는 인플루엔자바이러스에 의한 폐렴에서 흔히 관찰되며, 세균의 중복 감염이 발생하면 환자의 상태가 크게 악화될 수 있습니다.

가장 흔한 호흡기 바이러스 감염은 감기 바이러스입니다. 라이노바이러스rhinovirus, 아데노바이러스adenovirus, 인플루엔자바이러스influenza virus, 호흡기세포융합바이러스respiratory syncytial virus, RSV, 파라인플루엔자바이러스parainfluenza virus, 코로나바이러스coronavirus 등 다양한 바이러스에 의해 감기에 걸립니다. 너무나 많은 바이러스에 의해 감기가 발생하기 때문에, '감기'를 막는 백신을 만들기는 현실적으로 어렵습니다. 호흡기를 침범하는 것으로 알려진 다른 바이러스에는 홍역바이러스measles virus, 엔테로바이러스enterovirus, 한타바이러스hantavirus, 헤르페스바이러스herpesvirus(단순포진바이러스herpes simplex virus, 엡스타인-바 바이러스Epstein-Barr virus, 거대세포바이러스cytomegalovirus, 수두-대상포진바이러스varicella-zoster virus), 그리고 인간면역결핍바이러스human immunodeficiency virus, HIV 등이 있습니다. 각각의 바이러스는 모두 다른 구조를 가지고 있습니다. 예를 들자면, 아데노바이러스는 DNA 바이러스이고, 코로나바이러스는 RNA 바이러스입니다. 일부 바이러스는 오직 사람만 감염시킵니다. 하지만 코로나바이러스와 같은 몇몇 바이러스는 다른 동물도 감염시킵니다. 드물지만, 바이러스가 종을 넘어 전파될 경우 치명적인 결과를 초래할 수 있습니다. 일부 호흡기 바이러스는 기도 분비물 외에도 소변, 대변, 눈물, 모유, 혈액에서도 발견됩니다. 인플루엔자바이러스와 같은 대부분의 호흡기 바이러스는 주로 호흡기관에서 바이러스 입자가 발견됩니다.

바이러스마다 각기 다른 전파 경로를 가집니다. 대다수의 호흡기 바이러스는 바이러스 입자가 비말(역자 주: 튀어서 흩어지는 물방울이라는 뜻으로 콧물이나 침에서 나오는 비교적 큰 입자를 뜻합니다)에 섞여 재채기, 기침, 일상적인 대화 등을 통해 공기 중으로 배출됩니다. 비말에 섞인 바이러스는 직접 타인의 점막에 닿거나 여러 물건에 묻었다가 손을 통해 입, 코, 눈으로 옮겨져 전파될 수 있습니다. 반면, 에어로졸이라고 불리는 비말보다 더 작은 입자는 공기 중에 몇 시간 동안 떠다니며 더 먼 거리를 이동할 수 있습니다. 코로나19의 경우, 처음에는 손 씻기와 사회적 거리두기를 통해 비말 전파를 줄이는 데 초점을 맞췄습니다. 그러나 추가적인 연구를 통해 에어로졸이 코로나19의 중요한 전파 경로라는 것이 밝혀졌습니다. 이에 따라 코로나19의 전파를 줄이기 위한 주요 정책이 마스크 착용과 적극적인 실내 환기로 변경되었습니다. 바이러스는 호흡기 점막 세포에 도달하면서 우리 몸에 침투하기 위한 준비를 시작합니다. 호흡기 바이러스에 감염되면 보통 코, 목, 큰 기관지 등의 점막에서 바이러스를 찾을 수 있습니다. 하지만 바이러스가 폐포까지 침투하게 되면 상황은 심각해집니다. 바이러스의 침투 범위가 코와 목에만 국한되면 보통 감기로 그칩니다. 물론, 단순 헤르페스 바이러스와 같은 일부 바이러스는 입과 목에 궤양을 만들어 감기보다 더 고통스러울 수 있습니다. 바이러스가 기관지까지 감염시키면 그때는 기관지를 자극하여 기침을 일으킵니다. 소기도까지 염증이 생기면 폐에서 공기의 순환이 어려워질 수도 있습니다. 이러한 현상은 아직 폐가 미성숙한 어린이들에게 잘 발생하며, 쌕쌕거림이 나타나게 됩니다.

호흡기세포융합바이러스는 어린이들에게 흔히 감염되며, 큰 문제를 일으킬 수 있는 바이러스입니다. 아직 돌이 안 된 아이가 호흡기 바이러스 때문에 입원한다면, 호흡기세포융합바이러스가 원인일 가능성이 제일 높습니다. 심각한 경우 아이는 중증에 빠져 사망에 이를 수도 있습니다. 어떤 연구는 유아기에 호흡기세포융합바이러스에 감염될 경우, 나중에 천식이 더 잘 생긴다고 보고하고 있지만 천식이 잘 생기는 것이 이 바이러스 때문인지, 천식 발생과 연관된 다른 요인들 때문인지는 아직 확실하지 않습니다.[2] 이 바이러스는 매우 흔해서 조심하더라도 거의 모든 어린이가 언젠가는 한번은 걸리게 됩니다. 성인도 호흡기세포융합바이러스에 감염될 수 있으며, 면역이 저하되었거나 만성 폐질환이 있는 환자에게는 호흡곤란 등 심각한 문제를 일으킬 수도 있습니다.

호흡기 바이러스에 감염되면 경미하게 지나갈 수도 있지만, 심각한 문제를 겪을 수도 있습니다. 특히 호흡기 바이러스가 폐포에 손상을 일으킬 때 상황은 더욱 심각해집니다. 바이러스가 폐포에 염증을 일으키고, 그로 인해 폐포 안에 진물이 차기 시작하면 흉부X선에서 폐 침윤과 같은 이상 소견이 나타나기 시작합니다. 이때 우리는 바이러스성 폐렴이 발생했다고 합니다. 인플루엔자는 성인에게 바이러스성 폐렴을 일으키는 가장 중요한 바이러스 중 하나입니다. 그러나 호흡기세포융합바이러스, 아데노바이러스, 파라인플루엔자바이러스, 수두바이러스 등 다른 많은 바이러스도 건강한 성인에게 폐렴을 일으킬 수 있습니다. 대부분 잘 모르지만, 홍역 또한 심각한 폐렴을 일으킬 수 있습니다. 수두를 일으키는 수두-대상포진바이러스에 처음 감염되면 수두가 발생하나, 이후 재활성화되면서 대상포진을 일으킵니다. 이 바이러스 역시 폐렴을 일으킬 수 있습니다. 실제로, 성인이 수두-대상포진 바이러스에 감염되면 소아보다 폐렴 발생 확률이 25배 높습니다.

가끔 예상치 못한 방식으로 나타나는 호흡기 바이러스도 있습니다. 1993년 뉴멕시코에서 젊은 나바호족 여성과 그녀의 약혼자가 갑작스럽게 폐렴으로 사망했습니다. 젊고 건강한 두 사람이 갑자기 폐렴으로 사망하는 것은 매우 이례적인 일이었습니다. 그 후 그 지역의 다른 사람들, 주로 나바호족 사람들 사이에서도 폐렴으로 인한 사망 사례가 발생하기 시작했습니다. 이상함을 느낀 미국 질병통제예방센터Centers for Disease Control, CDC는 사태의 원인을 조사하기 시작했습니다. 미국 질병통제예방센터 과학자들은 모든 것이 새롭게 등장한 한타바이러스 때문이라는 사실을 밝혀냈습니다. 기존의 한타바이러스가 설치류에서 사람으로 전염된다는 점에 착안하여,

과학자들은 미국 남서부 포 코너스 지역에서 약 1,700마리의 설치류를 포획했습니다. 그 결과 사슴쥐가 바이러스의 전파원임을 밝혀내고, 이 새로운 바이러스에 '이름 없는 바이러스'라는 뜻의 '신놈브레바이러스Sin Nombre Virus, SNV'라는 이름을 붙였습니다. 또한, 과거에 원인 미상의 사망자들의 폐 조직을 재조사한 결과, 1959년에 38세의 유타 남성이 신놈브레바이러스로 사망했다는 사실을 알아냈습니다. 1993년의 비극적인 사건은 그해에 사슴쥐의 개체 수가 급증한 것이 원인이었습니다. 이후 매년 적지만 신놈브레바이러스 감염 사례가 보고되고 있으며, 대부분은 미국 남서부에서 발생하고 있습니다.

핵산 증폭 검사의 개발로 호흡기 바이러스 감염 진단은 비약적으로 발전하였습니다. 여러 기법이 있지만, 일반적으로 바이러스의 DNA 또는 RNA 특성을 이용해 어떤 바이러스인지 알아냅니다. 코에 면봉을 넣어 검체를 채취하고, 이를 검사 키트에 넣어 여러 종류의 바이러스를 동시에 검출할 수 있습니다. 제가 일하고 있는 대학병원을 포함한 대다수의 기관에서는 이제 호흡기 바이러스 검사 패널을 이용해 원인 바이러스를 찾아냅니다. 지금 우리는 1990년대와 비교하여 환자가 어떤 호흡기 바이러스에 감염되었는지 훨씬 쉽게 알 수 있습니다.

바이러스에는 특별한 치료법이 없는 경우가 많아, 보통은 감염을 예방하는 것이 최선입니다. 인플루엔자에는 몇 가지 종류의 항바이러스제가 개발되어 상용화되었습니다. 이 약들은 증상이 발생한 후 48시간 이내에 복용했을 때 효과적이며, 인플루엔자가 중증으로 진행하는 것을 막아줍니다. 호흡기세포융합바이러스의 경우 항바이러스제인 리바비린ribavirin을 사용할 수 있지만, 부작용이 있어 실제로 처방되는 경우는 많지 않습니다. 치료제가 있는 다른 몇몇 바이러스도 있지만, 보통은 증상이 심하거나 면역이 저하된 환자에게만 제한적으로 사용합니다. 항바이러스제는 세균 치료에 사용되는 항생제와 비교했을 때, 작용 속도가 느리고 효과와 효능도 그리 크지 않습니다.

예방 접종이 가능한 바이러스들도 있습니다. 홍역, 수두-대상포진(어린이에게는 수두chicken pox, 노인에게는 대상포진shingles), 그리고 인플루엔자 백신이 대표적입니다. 하지만 바이러스는 변종이 잘 발생합니다. 가장 유명한 감기 바이러스인 라이노바이러스는 성인 감기의 약 75%를 차지하며, 최소 160가지 이상의 변종이 있습니다. 변종 바이러스는 표면에 있는 단백질 구조가 변하는 경우가 많아 효과적인 백신을 개발하기 매우 어렵습니다. 다행인 것은, 라이노바이러스와 같이 변종이 다양한 바이러스는 대체로 가볍게 지나가는 경우가 많다는 점입니다.

한편, 인플루엔자 예방접종은 매우 효과적입니다. 예방접종을 통해 아마 수천, 수만 명의 생명을 구했을 것입니다. 세계적으로 인플루엔자는 매년 약 25만 명에서 50만 명의 사망자를 발생시킵니다. 이를 막기 위해 매년 그해의 인플루엔자 변종을 예측하고 백신을 개발하기 위해 막대한 예산이 쓰이고 있습니다. 인플루엔자바이러스가 조금만 변하는 항원 소변이antigenic drift를 일으켜도, 바이러스를 둘러싼 단백질이 변화하여 이전에 만들어진 기존 항체의 효과가 떨어집니다. 하지만 인플루엔자는 다른 동물에게서 표면 단백질을 만드는 새로운 유전자를 얻기도 합니다. 이때 대변이antigenic shift라는 더 큰 변이가 발생하게 됩니다. 예컨대, 어떤 동물이 인간 바이러스와 동물 바이러스에 동시에 감염될 때, 두 바이러스 변종의 유전 물질이 섞일 수 있습니다. 이러한 대변이는 기존의 면역계를 무용지물로 만들어 새로운 팬데믹을 일으킬 수도 있습니다. 인플루엔자 백신 제조 체계는 잘 갖춰져 있어, 매년 그해에 유행할 가능성이 높은 인플루엔자 변종을 예측하여 백신을 만듭니다. 그러나 기존에 없던 새로운 백신을 처음부터 개발하는 것은 훨씬 어렵습니다. 수많은 안전성 테스트와 효능 테스트가 필요하며, 보통 수년이 걸립니다.

새롭게 개발된 코로나19 백신은 물론이고, 인플루엔자 백신 등 이미 개발되어 안전성과 효능이 입증된 백신조차 사람들에게 접종하게 하는 것은 정말 어렵습니다. 예방 접종을 권하면 대다수 의사 선생님들이 그렇듯, 저도 다음과 같은 이야기를 듣습니다.

"작년에 독감 주사를 맞았는데도 독감에 걸려서 올해는 안 맞을 거예요."

"저는 원래 독감에 잘 안 걸리는 체질이에요."

"평소에는 괜찮았는데 작년에 예방 접종을 맞으니까 독감에 걸렸어요."

저는 항상 환자들에게 이러한 변명은 모두 논리적이지 않다는 것을 분명히 합니다. 인플루엔자(독감)에 걸린 적이 없다고 해서 앞으로도 인플루엔자에 설리지 않는 것은 아닙니다. 또 많은 사람들이 인플루엔자라고 하지만, 실제로는 인플루엔자가 아닌 그냥 심한 감기인 경우도 많습니다. 그래서 대다수는 인플루엔자에 걸리면 얼마나 힘든지, 또 얼마나 심각해질 수 있는지 잘 모릅니다. 예방접종을 하고 나서 며칠 동안 접종 부위가 조금 아프거나 피로감을 느낄 수도 있습니다. 하지만 독감에 걸렸을 때 발생할 수 있는 호흡부전이나 중증 폐렴 등에 비하면 큰 문제가 아닙니다(심지어 사망할 수도 있습니다!). 물론 백신을 맞고 부작용이 생길 수도 있지만, 중증 부작용은 드물며, 대부분의 경우 백신을 맞았을 때 얻는 이득이 훨씬 큽니다. 어떤 해에는 백신의 효과가 덜할 수도 있지만, 그래도 접종을 하면 인플루엔자에 걸렸을 때 조금이라도 더 수월하게 넘어갈 수 있습니다. 저는 사람들에게 사랑하는 가족들을 위해서라도 예방접종을 해야 한다고 말씀드립니다. 건강한 분은 독감에 걸려도 가볍게 지나갈 수 있지만, 다른 사람에게 인플루엔자를 전염시킬 가능성은 여전히 있습니다. 사회 구성원의 대다수가 예방접종을 하면 바이러스가 퍼지기 어려워지고, 면역력이 떨어지거나 체력이 약한 환자들이 보호받을 수 있습니다. 이를 '집단 면역herd immunity' 이라고 하며, 보통 사회 구성원의 70-80%가 면역력을 획득하면 집단 면역이 생깁니다. 안타깝게도, 미국에서는 독감 백신을 맞는 사람이 너무 적어 집단 면역으로 가는 길은 아직도 요원합니다.

사스, 메르스, 그리고 코로나19

지금 세계적인 문제를 일으켰고, 앞으로도 그럴 가능성이 높은 코로나바이러스에 대해서는 따로 이야기할 필요가 있을 것 같습니다. 메르스Middle East Respiratory Syndrome, MERS, 사스Severe Acute Respiratory Syndrome Coronavirus 1, SARS-CoV 1, 그리고 코로나19Severe Acute Respiratory Syndrome Coronavirus 2, SARS-CoV-2는 모두 코로나바이러스에 의해 발생했습니다. 오랫동안 코로나바이러스는 주로 감기를 일으키는 바이러스로 알려져 있었습니다. 보통 연간 호흡기 감염 중 4-15%가 코로나바이러스에 의해 발생하는 것으로 알려져 있었습니다. 그러나 최근 몇 년 동안 신종 코로나바이러스가 발견되었고, 이는 심각한 호흡기 질환을 일으키는 원인으로 지목되었습니다. 첫 번째 중증 급성 호흡기 증후군Severe Acute Respiratory Syndrome, SARS 사례는 2002년 11월 중국 포산에서 발생했습니다. 2003년 2월까지 300건 이상의 사례가 보

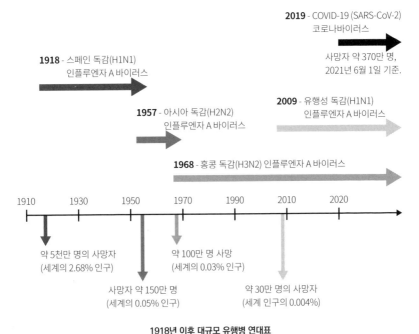

1918년 이후 대규모 유행병 연대표

고되었고, 이후 베트남과 캐나다 등 다른 나라로 확산되었습니다. 그해 4월, 중증 급성 호흡기 증후군의 원인이 변종 코로나바이러스로 확인되었습니다. 2003년 7월까지 27개국에서 8,000건 이상의 사례가 보고되었고, 700명 이상의 사망자가 발생했습니다. 그 이후로 더 이상의 감염이 보고되지 않았으며, 다행히 팬데믹이 종료되었습니다. 2012년 6월, 사우디아라비아에서 한 남성이 폐렴과 신부전으로 사망했고, 환자의 호흡기 분비물을 분석한 결과 새로운 코로나바이러스인 중동 호흡기 증후군 코로나바이러스 Middle East Respiratory Syndrome Coronavirus, MERS-CoV가 발견되었습니다. 이후 요르단의 한 병원에서 유사한 사례가 발생했으며, 나중에 메르스에 의한 것으로 밝혀졌습니다. 메르스 사례는 간헐적으로 계속 보고되었고, 2014년까지 미국에서도 발생이 보고되었습니다(역자 주: 한국에서도 큰 문제가 되었으며 2015년 5월부터 그해 말까지 186명이 감염되고 38명이 사망하였습니다).

2019년 12월로 시계를 돌려보겠습니다. 이때 갑자기 중국 우한에서 변종 코로나바이러스가 발견되었습니다. 삽시간에 바이러스는 중국 전역으로 퍼졌고, 몇 주 지나지 않아 이탈리아, 스페인, 미국 등 다른 나라로 확산되었습니다. 2021년 6월 1일 기준으로 전 세계에서 약 1억 7,200만 명이 코로나19에 감염되었고, 약 370만 명이 사망했습니다. 다른 나라들처럼 미국에서도 2020년 겨울 말과 초봄에 첫 번째 대규모 감염이 있었고, 여름철에 약간 수그러들었다가 2020년 가을과 겨울에 강력한 두 번째 대규모 감염이 발생했습니다.

1918년 스페인 독감 팬데믹으로 당시 세계 인구의 약 2.7%에 해당하는 5천만 명이 사망했습니다. 1957년 아시아 독감, 1968년 홍콩 독감, 2009년 신종플루H1N1로 인해 각각 150만 명, 100만 명, 30만 명의 사망자가 발생했습니다. 지금은 1918년 팬데믹의 참상을 기억하는 사람이 거의 남아 있지 않기에 방심했던 것 같습니다.

코로나바이러스는 단일 가닥의 RNA로 구성되어 있습니다. RNA는 돌출된 스파이크가 있는 구형의 바이러스 캡슐 안에 들어 있습니다. 이 모습을 현미경으로 보면 바이러스가 '왕관(코로나)' 모양으로 보입니다. 코로나바이러스는 단백질 스파이크를 이용해 사람 세포에 달라붙습니다. 바이러스의 막이 숙주 세포의 막과 융합되면서 코로나바이러스의 RNA가 세포 안으로 들어갑니다. 사람 세포가 바이러스에 감염되면 바이러스에 의해 장악되어 숙주 세포로 변하고, 곧 코로나바이러스를 복제하기 시작합니다.

확실하지는 않지만, 사스와 메르스를 유발하는 바이러스는 박쥐에서 시작되어 각각 사향고양이와 단봉낙타를 거쳐 사람에게 전파된 것으로 보입니다. 바이러스가 어떻게 종을 넘어 전파되는지에 대해서는 몇 가지 가설이 있습니다. 첫 번째는 자가 돌연변이를 통해 가능하다는 것이고, 두 번째는 다른 종에 침투 가능한 바이러스와 재조합하여 전파된다는 것입니다. 사스는 재조합을 통해 사람에게 전파된 것으로 보입니다.[3] 하지만 코로나19가 어떻게 사람들 사이에서 전파되기 시작했는지는 아직 밝혀지지 않았습니다.

코로나19에 대한 진단 검사는 대부분 앞서 설명한 핵산 증폭 기술을 통해 이루어집니다. 검체가 어디에서 채취되었는지(코, 입, 혹은 기관지)와 검사 시스템의 특성에 따라 검사의 정확성이 결정됩니다. 바이러스 항원에 의존하는 검사(역자 주: 신속항원검사라고 불리며 5-30분 만에 결과가 보고됩니다)는 핵산 증폭 기술보다 덜 정확하지만, 더 저렴하고 쉽게 진행할 수 있습니다.

코로나19는 신종 코로나바이러스SARS-CoV-2에 의해 발생하는 임상 증후군으로, 다양한 증상이 나타납니다. 증상이 없는 경우도 있지만, 그 비율이 정확히 얼마인지는 아직 모릅니다. 연구에 따르면, 코로나19에 감염된 사람들 중 약 20%에서 45%가 무증상일 수 있다고 합니다. 그러나 증상이 없다고 해서 모두 괜찮은 것은 아닙니다. '무증상' 환자를 대상으로 X선 촬영을 해보면 상당수에서 이상 소견이 관찰됩니다. 일부 환자는 코로나19에 감염되고 증상이 나타나기까지 시간이 걸릴 수 있는데, 이를 '잠복기incubation'라고 하며 최대 14일까지 걸릴 수 있습니다.[4]

기침, 호흡곤란과 같은 호흡기 증상은 코로나19의 가장 흔한 증상입니다. 또한 발열, 몸살, 후각 및 미각 장애도 동반될 수 있습니다. 코로나19에 걸리면 혈전도 더 쉽게 생기는 것으로 알려져 있습니다. 어린이들에서는 다기관 염증 증후군multisystem inflammatory syndrome in children, MIS-C이 발생하기도 합니다. 다기관 염증 증후군은 바이러스에 대한 과도한 면역 반응으로 인해 심장, 신장, 폐, 뇌, 피부, 소화기관 등 여러 장기가 손상되는 현상입니다.

어떤 사람이 코로나19에 걸리면 중태에 빠지게 되는지에 대해서는 아직 확실히 밝혀지지 않았습니다. 현재까지 알려진 위험 요인으로는 고령, 남성, 비만, 흡연, 폐질환, 심혈관 질환, 고혈압, 당뇨병, 암과 같은 만성 질환이 있습니다. 그러나 젊고 건강한 사람들도 사망하는 경우가 있어, 위험 요인이 없다고 해서 안심할 수는 없습니다.

잘 알려진 코로나19의 합병증으로는 신장, 간, 심장의 손상과 과도한 혈전 생성에 의한 혈전증이 있습니다. 그러나 의사들이 가장 걱정하는 것은 급성 호흡곤란증후군acute respiratory distress syndrome, ARDS입니다. 급성 호흡곤란증후군은 중증 감염이나 외상 등 여러 원인에 의해 발생할 수 있습니다. 급성 호흡곤란증후군이 생기면 폐에 심각한 염증이 생겨, 폐는 몸에 산소를 공급할 수 없는 상태에 빠집니다. 의학적으로, 급성 호흡곤란증후군은 산소를 많이 공급해도 혈액 내 산소 농도가 낮게 측정되고 원인 불명의 양측성 흉부 X선 이상 소견이 나타날 때를 의미합니다.

코로나19에 감염되었다가 회복한 환자들이 어떤 종류의 후유증을 겪는지는 아직 잘 밝혀지지 않았습니다. 코로나19를 치료받은 후 다시 병원을 찾은 다수의 환자들이 기침, 호흡곤란, 가슴 통증, 피로 등의 증상을 호소하곤 합니다. 이러한 증상이 폐 조직, 기관지, 혈관, 호흡 근육이나 신경의 손상 때문인지, 아니면 심장 등 다른 장기의 손상 때문인지는 불분명합니다. 보통 특별한 이유가 없으면 폐기능검사를 하지 않기 때문에, 코로나19에 걸리기 전의 폐기능을 알 수 있는 방법이 없습니다. 따라서, 코로나19에 감염되었다가 회복한 후에도 폐기능이 괜찮은지, 폐가 심각하게 손상되었는지, 손상되었다면 시간이 지나면 회복되는지에 대해 확실히 알 수 없습니다. 한 연구에 따르면, 57명의 환자 중 절반 이상이 병원에서 퇴원한 후 30일이 지나도 흉부 CTcomputed tomography 촬영에서 이상 소견을 보였고,

75%가 폐기능검사에서 이상 소견을 보였습니다.[5]

2020년 말, 중증 코로나19 환자들에게 덱사메타손이라는 스테로이드와 렘데시비르라는 항바이러스제가 도움이 될 수 있다는 사실이 밝혀졌습니다. 미국 식품의약국Food and Drug Administration, FDA은 또한 당장 입원이 필요하지는 않지만 향후 악화 가능성이 높은 환자들에게 코로나19 항체 치료제를 사용할 수 있도록 긴급 허가했습니다. 2021년 초까지 거의 3,000건의 코로나19 치료제가 임상 시험 중이며, 70개 이상의 백신이 개발 중이거나 이미 개발이 완료되었습니다. 미국 정부의 승인을 받은 첫 번째 백신은 신기술이 사용된 mRNA messenger RNA 백신입니다. 전통적인 백신은 바이러스 단백질이나 약화된 살아 있는 바이러스를 주입해 면역 반응을 유도하는 방식으로 만들어집니다. 코로나19 백신은 코로나바이러스 스파이크 단백질을 만드는 유전 코드인 mRNA를 인간 세포에 직접 전달하여, 인간 세포가 스파이크 단백질을 만들고 방출하게 함으로써 면역 반응을 유도합니다. 발표된 임상 시험 데이터에 따르면, 이 백신의 효과는 90%를 넘습니다. 미국에서 처음 도입된 두 개의 mRNA 백신에 대한 실사용 데이터도 유사한 수준의 예방 효과를 보였습니다.[6] 참고로, 독감 백신의 효과는 일반적으로 40%에서 60% 사이이며, 불활성화 소아마비 백신의 3회 접종은 99%에서 100%의 예방 효과를 보입니다. 그러나 코로나19 백신의 효과가 얼마나 지속되는지는 불분명합니다. 기존 백신이 코로나19 돌연변이에 효과적인지도 아직 확실하지 않습니다. 하지만 분명 코로나19 백신이 팬데믹을 종식시키고 많은 생명을 구하는 데 큰 역할을 했을 것입니다.

세균 감염

어린이와 성인 모두에게 세균성 폐렴은 매우 흔한 질병입니다. 전 세계적으로 폐렴은 5세 미만 어린이의 전체 사망 원인 중 여섯 번째를 차지하는 주요 사망 원인 중 하나입니다. 선진국에서도 폐렴에 걸린 5세 미만 어린이의 절반이 입원 치료가 필요하며, 성인의 경우 약 30%가 입원 치료가 필요합니다. 세균성 폐렴은 크게 지역사회 획득 폐렴community-acquired pneumonia, CAP과 병원 획득 폐렴hospital-acquired pneumonia, HAP으로 나뉩니다. 병원 획득 폐렴은 다른 말로 원내 감염nosocomial 폐렴이라고도 합니다. 이렇게 구분하는 이유는 치료 전략이 다르기 때문입니다. 지역사회 획득 폐렴은 보통 '경험적empiric' 항생제로 치료할 수 있습니다. '경험적' 치료는 감염 가능성이 높은 세균을 추정해 항생제를 선택하는 방법입니다. 반면 병원 획득 폐렴은 보통 더 심각하며, 내성을 가진 세균이 많아 치료가 더 어렵습니다. 따라서 성공적인 치료를 위해서는 균의 종류와 내성 여부 등 정확한 정보를 파악해야 합니다. 올바른 항생제 사용은 폐렴 치료 성공률을 높이고 항생제 내성 문제를 줄이는 데도 중요합니다. 최근에 면역억제제를 사용하는 환자들, 노인, 그리고 만성 요양 시설 거주자가 늘고 있어 세균성 폐렴의 치료가 점점 더 복잡해지고 있습니다.

세균성 폐렴은 코와 입의 분비물이 흡인되면서 발생하는 것으로 알려져 있습니다. 우리가 깨어 있을 때는 기도로 이물질이 넘어가는 일이 드뭅니다. 하지만 잠을 잘 때는 소량의 분비물이 기도로 흡인될 수 있습니다. 건강한 사람의 입, 코, 목에는 수백만 개의 세균이 존재합니다. 이 중 다수는 정상적으로 공생하는 미생물이지만, 병원성을 지닌 세균도 일부 포함되어 있습니다. 경증의 지역사회 획득 폐렴을 잘 일으키는 세균들로 마이코플라스마 폐렴균Mycoplasma pneumoniae, 폐렴구균Streptococcus pneumoniae, 클라미디아 폐렴균Chlamydia pneumoniae, 그리고 인플루엔자바이러스와 혼동될 수 있는 헤모필루스 인플루엔자균Haemophilus influenzae이 있습니다. 반면, 더 공격적이고 위험한 세균들도 있는데, 황색포도상구균Staphylococcus aureus, 레지오넬라균Legionella pneumophila, 녹농균Pseudomonas aeruginosa과 그 밖의 다수의 '그람음성' 세균들이 대표적입니다. 이러한 균에 감염되면 보통 입원 치료가 필요합니다.

1841년, 미국의 9대 대통령 윌리엄 헨리 해리슨William Henry Harrison은 68세의 나이로 취임 한 달 만에 폐렴으로 사망했습니다. 항생제가 도입되기 전, 현대 의학의 아버지로 불리는 윌리엄 오슬러William Osler는 폐렴의 높은 사망률을 빗대어 폐렴을 "인류를 죽이는 질환의 대장"이라고 표현했습니다. 당시 폐렴의 사망률은 30%에서 40%에 달했습니다.[7] 지금은 그때보다 폐렴을 더 효과적으로 치료할 수 있지만, 여전히 폐렴으로 인해 심각한 상태에 이르는 환자들이 있습니다. 보통 어린 아이들과 노인들이 폐렴으로 인해 중태에 빠질 위험이 높지만, 젊은 성인도 안전하지는 않습니다. 과도한 알코올 섭취는 의식을 저하시키고 면역 체계를 약화시켜 지역사회 획득 폐렴의 발생 위험을 높입니다. 흡연도 세균성 폐렴의 위험을 증가시키며, 만성폐쇄성폐질환chronic obstructive pulmonary disease, COPD이나 낭포성 섬유증 cystic fibrosis과 같은 폐질환도 폐의 방어 능력을 저하시켜 폐렴에 취약하게 만듭니다.

특수한 환경과 관련된 폐렴도 있습니다. 레지오넬라균은 오염된 물에서 증식하며, 이러한 물에 노출되면 폐렴에 걸릴 수 있습니다. 레지오넬라병은 1976년 필라델피아의 한 호텔에서 열린 미국 재향군인회 총회에 참석한 사람들 중 182명이 폐렴에 걸린 후, 그 원인이 이전에 알려지지 않은 이 세균으로 밝혀지면서 그 이름이 붙여졌습니다.

세균성 폐렴 환자는 일반적으로 발열, 기침, 가래, 호흡곤란, 가슴 통증 등의 증상을 보입니다. 때때로 환자들은 피가 섞인 기침을 하기도 하는데, 이를 객혈이라고 합니다. 노인 환자에서는 의식 저하나 인지 기능 저하 같은 증상도 나타날 수 있습니다. 흉강 내부의 흉막강에 액체가 고이는 경우도 있습니다. 이렇게 고인 액체를 흉막 삼출액이라고 하며, 원인을 모를 때는 흉수 천자라는 시술을 통해 액체의 일부를 채취하여 검사해야 합니다. 감염으로 인한 삼출액으로 판단되면, 합병증이 발생하는 것을 막기 위해 고인 액체를 빼내고 추가로 분석해 액체가 고인 원인을 파악해야 합니다. 호흡기 분야에는 "해가 질 때까지 흉수가 고인 채로 환자를 두지 마라"라는 유명한 격언이 있습니다. 레지던트 시절, 저는 많은 밤을 환자의 침대 옆에서 흉수를 빼내며 보냈습니다. 대부분 새벽 3시나 4시에 시술을 했는데, 그때가 당직 중 시간을 낼 수 있는 유일한 시간이었기 때문입니다. 교수님이 아침 회진 때 결과를 보고 치료 방침을 결정할 수 있도록 미리 검사를 해야 했습니다. 요즘은 초음파로 흉막 삼출액을 쉽게 확인할 수 있어, 흉강에 고여 있는 액체의 양과 특성을 비교적 쉽게 알 수 있습니다. 흉수의 양과 특성에 따라 어떤 경우에는 흉수 천자를 굳이 할 필요가 없기도 합니다. 그러나 흉수에서 균이 자라는 경우를 농흉이라고 하는데, 이 경우 조금 더 적극적으로 흉수를 빼내야 하며, 필요하면 일시적으로 흉관을 삽입해야 할 수도 있습니다.

바이러스성 폐렴과 마찬가지로, 세균성 폐렴을 확인하기 위해 가장 먼저 시행하는 검사는 흉부X선입니다. 조금 더 정확한 정보를 얻기 위해 흉부 CT 검사를 시행하기도 합니다. 폐렴이 심해 입원한 환자에서는 가래 검사를 통해 어떤 세균에 감염되었는지, 어떤 항생제가 효과적인지 확인합니다. 안타깝게도 가래 검사 결과의 정확도는 높지 않아 약 40%에서만 정확한 결과를 알 수 있습니다. 레지오넬라균과 같은 일부 세균은 소변검사를 통해 균을 확인할 수도 있습니다. 때로는 환자가 치료 중에도 호전되지 않거나 가래를 뱉어 내지 못하는 경우, 기관지내시경을 통해 직접 가래를 채취하여 균 검사를 진행하기도 합니다.

지역사회 획득 폐렴의 경우, 가장 흔한 원인균을 고려하여 항생제를 선택합니다. 보통 폐렴구균, 마이코플라스마 폐렴균, 헤모필루스 인플루엔자가 그 대상입니다. 입원이 필요할 정도로 폐렴이 심한 경우, 항생제가 폐에 빠르게 도달할 수 있도록 주사로 투여합니다. 그러나 병원 획득 폐렴과 인공호흡기 관련 폐렴ventilator-associated pneumonia, VAP의 경우, 치료가 어려운 균들에 의해 폐렴이 발생하는 경우가 많습니다. 특히 황색포도상구균, 녹농균 등과 같이 내성을 쉽게 획득하는 균들이 원인일 경우, 치료가 매우 까다롭습니다. 그람 음성 세균에 의한 폐렴이라면, 조기에 항생제를 투여하는 것이 효과적으로 폐렴을 치료하는 데 매우 중요합니다.

현재 성인을 위한 세균성 폐렴 백신은 두 가지 종류가 있으며, 둘 다 폐렴구균에 대한 예방접종입니다. 폐렴 예방접종은 주로 65세 이상의 성인, 면역저하자, 그리고 만성 질환자를 대상으로 합니다. 인플루엔자로 인한 바이러스성 폐렴은 2차 세균 감염을 유발할 수 있기 때문에, 인플루엔자 백신도 매년 접종하는 것이 세균성 폐렴을 예방하는 데 도움이 됩니다.

마이코박테리아 감염

마이코박테리아는 따로 설명이 필요한 세균입니다. 마이코박테리아 속에는 결핵을 일으키는 *M. tuberculosis, TB*라는 학명의 결핵균과 여러 종류의 비결핵성 마이코박테리아nontuberculous mycobacteria, NTM가 있습니다. 19세기 초까지, 원인을 불문하고 사망자 7명 중 1명은 결핵으로 사망한 것으로 알려져 있습니다. 당시 결핵은 '백색의 죽음'이라 불리며, 이 공포스러운 질환에 대해 의사들도 잘 알지 못했습니다. 때로는 유전병으로 취급되기도 했습니다. 사람들은 신선한 공기, 고지대, 햇빛이 결핵 치료에 도움이 된다고 믿었고, 이러한 믿음은 콜로라도 산악지대에 위치한 덴버와 같은 도시의 발전에 기여하기도 했습니다.

지금은 결핵의 전염 경로가 잘 밝혀지고 여러 치료법이 소개되었습니다. 그럼에도 불구하고, 세계보건기구World Health Organization, WHO에 따르면 2020년 기준으로 여전히 매년 약 1천만 명이 새로 결핵에 감염되고 있습니다.[8] 결핵은 전 세계에 퍼져 있으며, 특히 남아프리카와 인도 등 개발도상국에서 발병률이 높습니다. 하지만, 선진국인 미국에서도 2018년에만 약 1만 건의 새로운 결핵 환자가 발생했습니다. 결핵과의 긴 싸움에도 불구하고, 여전히 결핵은 감염병으로 인한 전 세계 사망 원인 중 1위를 차지하고 있습니다. 빌 앤 멀린다 게이츠 재단Bill & Melinda Gates Foundation도 결핵을 주요 관심 질병으로 삼아 투자를 지속하고 있습니다.

결핵은 비말을 통해 전파됩니다. 의료 시설에서는 음압 병실을 사용하고 적극적으로 환기하며 자외선 소독을 시행하는 것과 같은 조치를 통해 결핵이 전파되지 않도록 노력합니다. 결핵 감염은 일반적으로 두 단계로 나눌 수 있습니다. 처음 결핵에 감염되는 것을 '초감염 결핵primary tuberculosis'이라고 합니다. 이때 일부 환자는 열이나 가슴 통증 등의 증상을 겪지만, 대다수는 아무런 증상도 겪지 않습니다. 면역력이 정상인 경우 스스로 결핵균을 제거하거나 비활성화시킬 수 있습니다. 그러나 결핵균이 완전히 제거되지 않고 비활성 상태로 남아 있는 경우, 결핵 감염은 '잠복기'에 들어갑니다. 잠복기 동안에는 증상이 나타나지 않지만, 언제든지 균이 재활성화되어 결핵 감염을 일으킬 수 있습니다. 면역력이 저하된 사람들은 결핵균을 비활성화시키지 못해 결핵 감염이 폐에서 신체의 다른 부분으로 퍼질 수도 있습니다.

잠복latent 결핵은 전통적으로 피부 검사를 통해 진단해 왔습니다. 피부에 결핵균의 단백실 유도체purified protein derivatives, PPD를 주입하면, 결핵균에 노출된 적이 있는 사람에게서는 주사 부위가 부풀어 오르게 됩니다. 얼마나 부풀어 올라야 잠복 결핵이 있는 것으로 볼 것인지는 나라마다 다를 수 있습니다. 일부 국가에서는 어린 시절에 결핵 피부 검사 결과에 영향을 줄 수 있는 결핵 예방접종bacillus calmette-guérin, BCG을 받기 때문입니다(역자 주: 한국도 포함되어 있습니다). 면역 반응을 이용한 혈액 검사interferon gamma release assay, IGRA도 잠복 결핵을 진단하는 데 사용할 수 있으며, 이 검사 결과는 결핵 예방접종 여부에 영향을 받지 않습니다.

선진국에서 결핵 감염은 주로 결핵이 재활성화된 경우입니다. 가장 흔한 증상은 기침이며, 때로는 가래에 피가 섞여 나옵니다. 환자들은 열이 나고, 밤에 식은땀을 흘리며, 체중이 감소하고, 림프절이 부풀어오르는 등의 증상도 겪을 수 있습니다. 초감염 결핵의 경우 주로 폐의 중부와 하부에서 염증 소견이 나타나지만, 재활성화된 경우에는 주로 폐의 상부에서 염증이 발견되며, 종종 폐에 빈 공간이 생기는 것을 의미하는 공동을 형성하기도 합니다. 결핵균이 혈액을 통해 전파되면 폐 전체와 다른 부위에도 퍼질 수 있습니다. 이러한 광범위한 결핵을 '좁쌀 결핵miliary TB'이라고 하며, 매우 치명적일 수 있습니다.

결핵균은 성장 속도가 느리고 약물 내성을 쉽게 획득하기 때문에 일반 폐렴보다 훨씬 치료가 어렵습니다. 또한, 전염성이 높아 때로는 사회적인 문제를 일으키기도 합니다. 현재 미국 식품의약국에서 승인한 결핵 치료제는 약 10가지가 있으며, 결핵을 치료하기 위해서는 여러 종류의 약물을 혼합하여 수개월 동안 복용해야 합니다.

생소하지만, 비결핵성 마이코박테리아 감염에 의해 발생하는 비결핵항산균 폐질환nontuberculous mycobacterial pulmonary disease, NTM-PD도 근래에 들어점점 중요해지고 있습니다. 현재까지 약 50여 종의 비결핵항산균이 확인되었으며, 이들은 모두 사람에게 잠재적으로 질병을 일으킬 수 있습니다. 비결핵항산균이 사람에게 어떻게 전파되는지는 정확히 알려지지 않았으며, 주로 우리 주변에서 쉽게 볼 수 있는 물과 흙에서 유래한 것으로 보입니다. 결핵과는 달리 비결핵항산균은 사람 사이에서 전염되는 경우가 드물며, 주로오염된 환경에서 발견됩니다. 비결핵항산균 감염 환자 중 37명을 대상으로한 미국의 연구에서는 46%의 가정용 물에서 환자가 감염된 균과 동일한 종류의 비결핵항산균이 발견되었습니다. 이러한 이유로 실내 온수 욕조와 수영장이 비결핵항산균 감염을 발생시키는 위험 요인으로 꼽힙니다. 이유는알 수 없지만, 미국에서 비결핵항산균 감염은 고령의 여성에서 더 흔하게발생합니다. 비결핵항산균 감염은 종종 '윈더미어 부인 증후군Lady Windermere syndrome'으로 불립니다. 이 별명은 오스카 와일드의 연극 「윈더미어 부인의 부채」에서 윈더미어 부인이 사람들 앞에서 기침을 참는 장면에서 유래했습니다. 낭포성 섬유증과 만성폐쇄성폐질환과 같은 기저 폐질환도 비결핵항산균 감염의 중요한 위험 요인입니다.

일부 비결핵항산균은 주변 환경에서 흔하게 발견되어 호흡기 검체에서검출되면 오염균으로 판단합니다. 따라서 가래에서 비결핵항산균이 한 번검출되었다고 해서 비결핵항산균 폐질환에 걸렸다고 하지는 않습니다. 그리고 모든 비결핵항산균 폐질환을 치료해야 하는 것은 아닙니다. 호흡기 증상이 별로 없고 흉부 CT상의 염증 소견이 경미하며, 특히 체력이 약하거나나이가 많아 치료 과정을 견디기 어려울 것 같으면 조심스럽게 경과를 관찰할 수 있습니다. 비결핵항산균 폐질환을 치료하기 위해서는 부작용이 있는 여러 약물을 장기간 복용해야 합니다. 치료에 실패할 수도 있고, 성공하더라도 쉽게 재발할 수 있으므로, 치료 여부는 환자의 상태에 맞게 신중하게 결정해야 합니다.

진균 감염

진균 감염은 주로 곰팡이에 의한 감염을 의미합니다. 조금 더 자세히 보자면, 진균에는 곰팡이뿐 아니라 효모, 심지어 버섯류에 의한 감염까지 포함됩니다. 폐의 진균 감염은 '토착성^{endemic} 감염'과 '기회^{opportunistic}감염'으로 나뉩니다. 토착성 감염은 보통 특정 지역에서 발견되는 진균에 의해 발생합니다. 북미에서는 남서부에서 발견되는 코시디오이데스^{Coccidiodes}, 오하이오 및 미시시피 강 계곡에서 발견되는 히스토플라스마^{Histoplasma}, 그리고 블라스토미세스^{Blastomyces}가 이에 해당합니다. 일반적으로 토양이나 물에서 발생한 진균 포자를 흡입할 때 이 진균들에 감염되게 됩니다. 반면, 기회감염은 주로 면역력이 약해진 사람들에게서 발생합니다.

　진균의 종류에 따라 진균 감염의 증상과 발현 양상은 다르게 나타납니다. 기침과 발열 등 바이러스성 및 세균성 폐렴과 유사한 증상이 보이는 진균 감염도 있습니다. 그러나 감염 초기에는 증상이 거의 없거나 전혀 없기 때문에 감염 사실을 알아차리기 힘든 경우도 있습니다. 미국의 토착 진균은 급성 폐렴뿐만 아니라 만성 진균 감염도 일으킵니다. 진균 감염이 폐를 넘어 다른 장기로 퍼질 때도 있습니다. 또한, 진균을 치료해도 폐에 흉터가 남을 수 있습니다. 제가 사는 미시간에서는 이전에 히스토플라스마에 감염된 흔적이 남아 있는 환자의 흉부 CT를 자주 볼 수 있습니다. 보통 이전의 감염 흔적은 중요하지 않지만, 문제가 될 때도 있습니다. 특히 히스토플라스마의 경우, 면역 반응이 강하게 일어나 종격동의 림프절이 커져 큰 덩어리로 합쳐질 수 있습니다. 이 덩어리가 어느 정도 이상으로 커지면 큰 문제가 됩니다. 제 환자 중에는 기침할 때 작은 돌 같은 것을 함께 뱉어내는 분도 있습니다. 이 돌은 석회화된 림프절이 기관지에 침투하여 발생한 '기관지결석^{broncholiths}'입니다.

　진균에 의한 기회감염은 일반적으로 건강한 사람에게 병을 일으키지 않는 진균이 면역력이 약해진 사람들에게 감염을 일으키는 것을 말합니다. 기회 감염을 일으키는 진균으로는 크립토코쿠스^{Cryptococcus}, 칸디다^{Candida}, 아스페르길루스*Aspergillus*, 뮤코*Mucor* 종이 있습니다. 객담 배양 검사나 혈액에서 진균 항체를 확인하여 이러한 진균에 감염되었는지 진단할 수 있습니다. 건강한 성인의 경우에는 진균성 폐렴을 치료하지 않아도 괜찮은 경우도 많이 있습니다.

우리의 폐를 보호하기

사람은 대략 25세에 폐기능이 정점에 이릅니다. '그래서요?'라고 반문하실 수도 있습니다. 사실 우리의 삶과 관련 없는 이야기처럼 보일 수 있지요. 하지만 정부가 몇 살부터 담배를 피울 수 있게 허용할지, 학교 주변에 고속도로를 건설할지와 같은 다양한 정책을 수립할 때, 이는 중요한 내용이 됩니다. 폐는 정상적으로 세 단계를 거쳐 발달합니다. 먼저, 폐가 발생하기 시작하는 태아기입니다. 그 다음은 폐가 성장하는 아동-청소년기입니다. 보통 이시기가 인생에서 폐기능이 최고로 좋은 때입니다. 마지막으로 천천히 폐기능이 감소하는, 피하고 싶지만 피할 수 없는 중장년기입니다. 오랫동안 의사들은 대다수의 사람들이 '건강한' 한 쌍의 폐를 가지고 성인이 된다고 믿었습니다. 그리고 그중 일부는 폐에 유해한 물질에 노출되어 폐기능이 빠르게 감소하고, 결국 만성폐쇄성폐질환과 같은 폐질환이 생긴다고 생각했습니다. 조산이나 어린 시절 폐 감염증을 앓으면 폐 성장에 영향을 줄 수 있다는 것을 알긴 했지만, 이를 소수에게 국한된 문제로 여겼습니다.

최근 호흡기학 분야에서는 학계가 발칵 뒤집히는 사건이 있었습니다. 가장 흔한 만성 폐질환인 만성폐쇄성폐질환 환자들의 절반가량이 중장년기에 폐기능이 빠르게 감소하지 않았음에도 불구하고 이 병이 발생했다는 사실이 밝혀졌기 때문입니다.[1] 폐기능이 천천히 감소했음에도 만성폐쇄성폐질환이 생긴 이유는 폐가 충분히 성장하지 못한 채 성인이 되었기 때문입니다. 이 결과는 생각보다 더 많은 사람들이 폐 발달 단계에서 문제가 있었을 수 있음을 시사합니다. 현재 전 세계적으로 약 3억 명 이상의 사람들이 만성폐쇄성폐질환을 앓고 있는 것으로 추정되는데, 정상적으로 폐가 발달하지 못한 채 성인이 된 사람들이 수백만 명에 이를 수도 있습니다.

만약 그렇다면, 왜 이런 일이 생기는 것일까요? 폐질환이 발생하는 데 영향을 주는 요인은 매우 다양합니다. 잠깐, 여기서 사고의 전환을 해볼까요? 폐질환이 아니라, 반대로 우리의 폐를 건강하게 만드는 요인들도 마찬가지로 다양합니다. 즉, 폐건강을 해치는 요인뿐만 아니라 최상의 폐기능을 달성하고 유지하는 데 도움을 주는 요인들도 고려해야 합니다. 그동안 왜 우리는 폐건강에 대해 더 많이 이야기하지 않았을까요?

우선, 키, 체중, 혈압과 달리 어린 시절에 폐기능을 정기적으로 측정하는 일은 거의 없습니다. 제가 처음으로 폐기능검사를 받은 것은 30대 초반, 호흡기내과 펠로우로 일할 때였고, 그것도 검사가 어떻게 이루어지는지 배우기 위해서였습니다. 그러니 대부분의 사람들은 자신의 폐가 얼마나 건강한지 혹은 나쁜지 알 방법이 없습니다. 또한, 폐기능을 해치는 요인이 없는 이상적인 환경에서 시간에 따라 폐기능이 어떻게 변하는지도 모릅니다.

좋은 일인지는 모르지만, 우리의 폐는 호흡에 필요한 것 이상으로 충분한 기능을 가지고 있습니다. 그래서 폐가 일부 손상되어도 대부분 알아차리지 못합니다. 환자들이 병원을 찾게 되는 것은 폐가 상당히 손상된 이후이며, 그때서야 검사를 받기 시작합니다.

서구식 의학 교육에서는 의사들이 질병을 진단하고 치료하는 것에 중점을 둡니다. 질병 예방에 대한 개념도 약간 있지만, 건강을 적극적으로 증진시키는 개념은 거의 없습니다. 환자들이 폐를 건강하게 유지하는 방법을 알고 싶어서 저를 찾아오는 경우는 없습니다. 환자들은 폐질환이 의심될 때만 저를 찾아옵니다. 심지어 의료비 청구 시스템도 질병 진단 코드에 기반하여 진료비를 지급합니다. 반면, 동양 의학에서는 건강을 균형 잡힌 상태로, 질병을 균형이 무너진 상태로 가르칩니다. 예를 들어, 중국 의학에서는 신체를 균형 있게 유지하여 건강을 지키는 것을 진료의 목적으로 여깁니다. 이러한 개념에 따르면, 건강하다는 것은 단순히 질병이 없는 상태로만 볼 수 없습니다.

폐기능이 평생 동안 다양한 방식으로 변화할 수 있다는 사실도 서구식 현대 의학에서는 비교적 최근에야 밝혀졌습니다. 또한, 경제적 관점에서 볼 때, 우리는 명확한 정보를 얻을 수 있다고 판단될 때에만 검사를 받는 경향이 있습니다. 그렇지 않으면 검사를 하는 것이 가성비가 떨어지는 일이라고 여깁니다. 예를 들어, 어린이의 폐기능을 검사한 결과가 정상 범주를 벗어난다고 해도, 현재 알고 있는 지식이 부족하여 어떻게 해야 할지 알려드리지 못할 수 있습니다. 특정 약이나 치료법이 없는 상황에서는 대부분 마찬가지일 것입니다. 건강한 생활 습관을 안내해 드릴 수는 있지만, 그 내용은 모든 사람에게 일반적으로 권장되는 것들입니다.

그러나 이것은 의사의 관점에서 본 것이며, 환자나 보호자의 관점에서는 다를 수 있습니다. 만약 부모님들에게 아이가 건강한 폐를 가지고 살아가기 위해 권장해야 할 생활 습관이나, 폐건강이 나빠지는 것을 막기 위해 피해야 할 것들을 알려드린다면 어떻게 될까요? 아마 부모님들이 매일 하는 행동에 변화를 가져올지도 모릅니다. 여기서 중요한 것은 올바른 정보를 알고 있는 것입니다. 올바른 정보를 바탕으로 한 선택이 우리의 폐를 더 건강하게 만들 수 있습니다.

태아의 폐를 건강하게 발달시키기

임신 초기부터 태아의 폐를 보호할 수 있는 몇 가지 간단한 방법을 소개해 드리겠습니다. 먼저, 폐가 언제, 어떻게 발달하는지 알아보겠습니다. 사람의 배아에서 폐의 발달은 대략 임신 3주 차에 시작되며, 이를 배아기라고 합니다. 임신 5주 차에는 두 개의 폐싹이 나타나고, 8주 차에는 폐엽이 형성되기 시작합니다. 임신 16주 차에는 기도의 가지가 뻗어 나가며, 16주에서 25주 사이에는 폐포가 발달하기 시작합니다. 이 모든 단계에서 폐가 정상적으로 발달하기 위해서는 반드시 양수가 필요합니다. 태아는 자궁 내에서 물고기가 아가미로 호흡하듯 양수를 폐로 마시며 호흡하는데, 이는 폐가 물리적으로 성장하는 데 도움을 줍니다. 양수의 양이 매우 적으면 태아의 폐 성장에 지장을 줄 수 있습니다.

임신 20주 차가 되어서야 폐포세포는 계면활성제를 생산하기 시작합니다. 계면활성제는 정상적인 폐기능을 유지하고 폐를 보호하는 역할을 하는 중요한 물질입니다. 폐포는 출생 후 약 5주가 지나서야 성인과 유사한 형태가 되며, 출생 후에도 계속해서 분열합니다. 최근 연구에 따르면 폐포는 아동기와 청소년기에도 계속 발달한다고 합니다.[2] 이 결과는 어린 시절에 폐기능이 저하된 아이들이 청년기를 거치며 폐기능을 따라잡을 수 있다는 것을 보여줍니다.[3] 누가 따라잡을 수 있고 누가 그렇지 못한지는 아직 불분명하지만, 이론적으로 폐 성장에 기여하거나 폐 성장을 방해하는 요인들은 태아기와 아동기에 모두 비슷할 것입니다.

조산아는 충분한 계면활성제를 가지지 못해 신생아 호흡곤란증후군이 발생할 수 있습니다. 미성숙한 폐에서 분비되는 계면활성제는 성숙한 폐에서 나오는 계면활성제와 동일한 화학 구조가 아닙니다. 따라서, 폐포를 열어주기 위한 표면 장력을 충분히 낮추지 못합니다. 신생아 호흡곤란증후군 발생 과정에서 성별에 따른 폐 발달의 차이를 알 수 있습니다. 조산아가 남아일 경우 계면활성제 생산이 늦게 시작되기 때문에 여아일 때보다 신생아 호흡곤란증후군이 발생할 위험이 훨씬 높습니다. 임산부에게 스테로이드를 투여하면 태아의 폐 성장이 촉진되어, 조산 위험이 높은 임신 23-24주 차의 모든 임산부에게 일반적으로 스테로이드가 투여됩니다.

신생아 호흡곤란증후군을 겪은 영아는 기도와 폐포에 흉터가 생기는 만성 폐질환의 일종인 기관지폐이형성증bronchopulmonary dysplasia, BPD이 생길 위험이 높습니다. 조산과 초저체중 출생도 기관지폐이형성증 발생의 위험 인자입니다. 기관지폐이형성증을 진단받은 영아와 기관지폐이형성증이 없더라도 조산아는 청소년기와 성인 초기의 폐기능이 낮은 편입니다.[4] 요즘에 태어난 아기들이 어떨지는 예측하기 어렵지만, 다행히 지금은 20년 전보다 조산아의 폐 손상을 줄이는 방법에 대해 훨씬 더 많이 알고 있습니다. 하지만 신생아 치료법의 발전으로 초미숙아들이 많아진 것도 사실입니다. 따라서, 여전히 조산과 초저체중 출생이 폐기능 저하를 가져올 가능성이 높습니다. 미국의 조산율(100명당 12명)은 캐나다와 영국 등 비슷한 경제 수준의 국가들보다 높습니다. 그 이유로는 비만율, 만성 질환의 동반 정도, 빈부 격차, 계획되지 않은 임신 빈도, 보조 생식술과 관련된 다태 임신율 등이 꼽힙니다.[5]

그렇다면 태아의 폐를 건강하게 만들기 위해 무엇을 할 수 있을까요? 아기가 건강한 폐를 가지고 태어날 확률을 높이는 여러 방법들이 있습니다. 이에 대해 논의하기 전에, 데이터를 해석하는 방법에 대해 먼저 설명드리는 것이 좋겠습니다. 과학자들은 연구를 바탕으로 어떤 주장을 합니다. 이때 근거가 얼마나 탄탄한지는 얼마나 많은 환자를 대상으로 연구했는지, 연구 설계가 어떤지, 그리고 해당 주제에 대해 얼마만큼의 연구가 수행되었는지를 바탕으로 평가합니다. 각각의 요소들 모두 양질의 근거를 마련하는 데 중요한 영향을 미칩니다. 무작위 대조 시험randomized controlled trial, RCT은 연구 참가자에게 무작위로 진짜 약물(혹은 중재법) 또는 가짜 약물을 제공합니다. 그 밖에 나이, 체중, 식습관 등 결과에 영향을 미칠 수 있는 다른 요인들은 두 그룹 간에 차이가 없도록 만듭니다. 이렇게 하면 연구 결과의 차이가 약물에 의한 것인지 알 수 있습니다. 반면, 임의로 참가자를 선정하여 그 안에서 두 요인 간의 연관성을 조사하는 유형의 연구는 편향된 결과가 나올 가능성이 높습니다. 녹차를 섭취하면 장수한다는 가설을 입증한다고 가정해 봅시다. 녹차 섭취량과 수명의 연관성을 조사하기 위해, 녹차를 마시는 사람들과 그렇지 않은 사람들의 수명을 비교할 수 있습니다. 그러나 녹차를 마시는 사람들은 녹차를 마시지 않는 사람들과 비교했을 때, 다른 차이점들이 있을 수 있습니다. 예를 들어, 녹차를 마시는 사람들은 더 활동적이거나 건강한 식습관을 가지고 있을 가능성이 있습니다. 혹은 녹차를 선호하는 유전자와 장수 유전자가 관련이 있을 수도 있습니다. 이러한 다른 요인들이 장수에 영향을 미쳐 편향된 결과가 나타날 수 있습니다. 따라서, 무

작위 대조 시험이 아닌 연구 설계를 바탕으로 한 결과는 신중하게 해석할
필요가 있습니다.

무작위 대조 시험은 아니지만, 관찰observational 연구를 통해 임신 중 아이
의 폐건강을 악화시킬 수 있는 다양한 요인들이 밝혀졌습니다. 임신 중 고
혈압, 당뇨병, 비만, 심리적 스트레스는 태어난 아기가 어린 시절 쌕쌕거림
이나 천식을 겪을 확률을 높이는 것으로 나타났습니다. 따라서 엄마가 신체
적, 정서적 건강을 잘 유지하는 것이 아이의 폐건강은 물론, 아이를 건강하
게 만드는 최선의 방법입니다. 2017년 기준으로 전 세계적으로 4회 이상의
산전 진료를 받은 임산부는 3분의 2에 채 못 미치며, 더 심각한 것은 약
20%의 여성이 임신 전에 건강 보험이 없었습니다.[6] 건강한 임신과 아기의
폐를 건강하게 만드는 첫걸음은 양질의 산전 진료를 받는 것입니다. 임산부
에게 복용이 금지된 약물은 제외하고, 보통 임산부가 섭취하여 건강에 도움
이 되는 약은 아이에게도 이로운 경우가 많습니다. 제 진료실을 찾는 많은
여성들이 임신을 하게 되면 사용하던 모든 약물을 중단하곤 합니다. 임신
중에 복약을 지속해야 할지, 약물을 중단해야 할지에 대한 결정은 의료인과
상의하는 것이 좋습니다. 엄마가 건강해야 아이도 건강합니다. 따라서 건강
을 유지하기 위한 필수 약물은 복용해야 합니다.

아기들이 자궁에서 실제로 호흡을 하지는 않지만, 엄마가 흡연을 하면
발달 중인 아이의 폐에 악영향을 미칩니다.[7] 임신 중 흡연율은 나라마다 다
릅니다. 스웨덴, 오스트리아, 스위스에서는 5% 이하인 반면, 그리스에서는
40%에 달합니다.[8] 미국에서는 약 20%의 여성이 임신 3개월 전까지 흡연을
하고, 임신 말기에도 약 10%의 여성이 흡연을 지속합니다.[9] 여러 연구에서
임신 중 엄마가 흡연을 하면 태어난 아이들에게 쌕쌕거림이 더 많이 발생
했습니다. 또한, 천식을 포함한 호흡기 질환도 더 많이 발생하는 것으로 나
타났습니다. 장기 관찰 연구에서도 임신 중 엄마가 흡연하면, 아이들이 10
세 정도까지 성장한 후에도 여전히 비정상적인 폐기능을 보였습니다.[10] 그
렇다고 해서 모든 아이들이 엄마의 흡연으로 인해 폐기능이 저하되는 것은
아닙니다. 폐기능 저하의 정도에는 담배 연기에 노출된 시기, 기간, 그리고

전체 노출량이 모두 중요한 역할을 합니다.

동물 실험 결과, 니코틴은 태아의 폐에 독성이 있었습니다. 니코틴은 태반을 통과할 수 있으며, 사람의 폐에는 많은 니코틴 수용체가 있습니다. 동물 실험에서 폐가 니코틴에 노출되면 콜라겐이 침착되어 폐가 딱딱해지고, 기관지로의 공기 흐름이 원활하지 않게 되었습니다. 또 다른 연구에 따르면, 임신 약 16주 이후 기도가 발달하는 시기에 니코틴에 노출되면 기관지 분지가 과도하게 자라 기관지가 너무 길고 복잡해져 마찬가지로 공기 흐름이 방해받는 것으로 나타났습니다.[11]

만약 니코틴이 앞선 연구 결과들처럼 태아에게 악영향을 미친다면, 전자 담배도 유사한 위험을 초래할 수 있습니다. 최근 청소년과 젊은 성인들 사이에서 전자 담배 사용이 급증하고 있습니다. 임신 중 전자 담배를 사용하면 태어난 아이의 폐기능이 비정상적으로 변하는지에 대한 자료는 아직 없습니다. 그러나 현재까지의 연구 결과들을 종합해 볼 때, 임신 중 전자 담배를 사용하는 것은 '안전한' 선택이 아닐 가능성이 높습니다. 실제로 전자 담배에는 일반 담배보다 더 많은 양의 니코틴이 들어 있습니다.[12]

니코틴은 매우 중독성이 강한 물질이기 때문에, 금연이 어려운 경우가 많습니다. 한 무작위 대조 임상시험 연구에 따르면, 금연에 실패한 임산부에게 하루 500 mg의 비타민 C를 보충하면 담배가 태아의 호흡기 건강에 미치는 악영향을 약간 완화해 준다는 것이 확인되었습니다.[13] 먼저, 비타민 C를 섭취한 임산부에게서 태어난 신생아의 폐기능이 약간 더 나은 것으로 나타났습니다. 비록 1년 후 이러한 차이는 없어졌지만, 비타민 C를 섭취한 임산부의 아이들이 첫해에 쌕쌕거림이 덜 발생했습니다. 다른 유사한 연구에서도 비타민 C를 섭취한 임산부의 아이들은 생후 3개월 즈음에 측정한 폐기능이 개선되었습니다.[14] 또한, 여러 관찰 연구에서는 비타민 E와 함께 비타민 C를 섭취하면 임신 중 흡연을 지속하는 산모의 태반 조기 박리와 조산 위험을 낮추는 것으로 나타났습니다.[15] 비타민 C는 임신 중에 안전하게 복용할 수 있다고 알려져 있으나,[16] 가급적 임신 중 영양제 섭취는 주치의와 상의하는 것이 좋습니다. 무엇보다도 금연하는 것이 태아의 폐건강을 지키는 가장 좋은 방법입니다.

비타민 C 외에 산모의 식단이 태아의 폐건강에 미치는 영향에 대한 자료는 많지 않습니다. 하지만 엄마가 영양 부족에 빠지면 태아의 폐 성장과 발달이 저해된다는 것은 자명한 사실입니다. 비타민 A는 기관지와 폐포의 발달에 중요한 역할을 합니다. 비타민 D는 계면활성제 대사에 도움을 줍니다. 오메가-3 지방산도 조산아의 폐를 보호하는 데 도움이 될 수 있습니다. 과일, 채소, 콩류, 통곡물, 생선, 견과류가 풍부하고 육류와 유제품이 적은 지중해식 식단은 임신성 당뇨병과 알레르기 질환이 발생할 위험을 줄여주며, 아기의 폐기능을 향상시키는 등 엄마와 아기 모두에게 유익합니다.[17]

일부 연구에서는 임신과 출산 과정에서 겪는 임신중독증(혹은 전자간증 preeclampsia), 임신 중 항생제 복용, 제왕절개와 같은 특별한 사건들이 아동기 천식 발생 위험을 높이는 것으로 나타났습니다. 상당수의 연구들이 제왕절개가 소아 천식, 알레르기 질환, 당뇨병, 그리고 염증성 장질환과 연관이 있음을 보여주었습니다. 그러나 모든 관찰 연구와 마찬가지로, 제왕절개로 태어난 아기들과 자연 분만으로 태어난 아기들 사이에는 충분히 고려되지 않은 차이점들이 있을 수 있습니다.

제왕절개가 천식을 유발할 수 있는 이유를 설명하기 위해 제시된 가설 중 하나는 '세균 세례bacterial baptism' 가설입니다.[18] 자연 분만을 통해 태어난 아기의 장내 미생물은 엄마의 질과 장에서 나온 세균에 의해 형성됩니다. 반면, 제왕절개로 태어난 아기는 다른 종류의 세균에 노출됩니다. 자연 분만과 제왕절개로 태어난 아기의 장내 미생물 군집에는 차이가 있으며, 이러한 차이는 출산 후 몇 달 동안 지속됩니다. 그러나 아이가 음식을 섭취하기 시작하면 그 차이가 점차 없어지기 시작합니다. 음식 섭취 이전의 장내 미생물 차이가 의학적으로 어떤 의미가 있는지는 아직 잘 알려져 있지 않지만, 이러한 자료를 바탕으로 '질 세균 이식vaginal seeding'이라는 관행이 점차 유행하고 있습니다. '질 세균 이식'이란 의사가 질에서 면봉으로 세균을 채취한 후, 출생 직후 아기에게 이를 문지르는 것을 말합니다. 그러나 현재 이 행위가 효과적인지에 대한 데이터는 거의 없으며, 오히려 해로운 세균을 아기에게 전달할지도 모릅니다.

어린 시절의 폐를 건강하게 지키기

모유 수유의 많은 이점을 고려할 때, 모유 수유가 아이의 폐를 건강하게 해 준다는 것은 어찌 보면 당연합니다. 모유 수유를 하면 전 세계적으로 영아 사망의 주요 원인인 하기도 감염의 발생 빈도를 줄이고, 발생하더라도 중증도를 감소시키는 것으로 알려져 있습니다.[19] 또한, 모유 수유는 소아 천식의 발생 위험을 낮춥니다.[20]

매년 전 세계에서 200만 명 이상의 어린이가 폐렴으로 사망합니다. 어린 시절에 폐렴을 겪으면 폐기능의 성장이 저하되고, 성인기에도 폐기능 저하가 더 빠르게 진행될 수 있습니다.[21-22] 어린이의 주요 호흡기 감염 원인 중 가장 악명 높은 바이러스는 호흡기세포융합바이러스입니다. 어린 시절에 호흡기세포융합바이러스에 감염되면 나중에 천식이 생길 위험이 높아질 수 있습니다.[23] 아직 이 바이러스 자체가 문제를 일으키는지, 아니면 천식이 생길 만한 다른 요인이 있어 이 바이러스에 감염된 것인지는 분명하지 않습니다. 호흡기세포융합바이러스 백신은 개발 막바지 단계에 있으나, 아직 상용화되지는 않았습니다(역자 주: 이 책이 출판되었을 당시에는 호흡기세포융합바이러스 백신이 상용화되지 않았으나, 현재는 상용화되어 국내 시판 허가를 받았습니다. 식품의약품안전처의 국내 시판 허가일자: 2024년 4월 30일). 일반적으로 가능한 예방 접종을 많이 하면 여러 호흡기 감염으로부터 어린이를 보호할 수 있습니다.

라이노바이러스와 같은 다른 바이러스 감염도 천식 발생과 관련이 있습니다.[24] 우리의 폐를 지켜주는 영유아기 예방접종 목록에는 인플루엔자, 소아마비, 홍역, 수두와 같은 바이러스에 대한 접종과 폐렴구균, 백일해*Bordetella pertussis*(발작성 기침*whooping cough*이라고도 함), 헤모필루스 인플루엔자 B형과 같은 세균에 대한 접종이 포함됩니다. 예방접종의 효과는 분명합니

다: 예방접종은 수백만 명의 생명을 구했습니다. 그리고 어린 시절에 예방접종을 하면 장기적으로도 어린이를 보호하는 효과가 있습니다.

심각한 영양 결핍은 저소득 및 중간 소득 국가에서 더 흔하며, 이로 인해 폐가 충분히 성장하지 못하고 왜소한 체격을 갖게 될 수 있습니다. 비만도 문제입니다. 비만은 소아 천식 발생률을 높입니다. 소아도 지중해식 식단을 통해 폐건강을 증진시킬 수 있습니다. 여러 연구에서 과일과 채소가 풍부한 건강한 식단을 섭취하면 영유아기와 청소년기의 폐기능이 향상되고, 천식 유병률이 낮아지는 것으로 나타났습니다.[25] 비타민 D도 도움이 될 수 있습니다. 비타민 D는 면역 기능을 유지하고 폐 발달에 중요한 역할을 합니다. 전적으로 모유 수유만 하는 아기는 비타민 D 수치가 낮을 수 있어 보충이 필요할 수도 있습니다. 조금 더 큰 어린이의 경우, 비만, 우유 및 유제품 섭취 부족, 햇볕 노출 부족 등이 우리 몸에 비타민 D를 부족하게 할 수 있습니다(미국에서는 보통 우유에 비타민 D가 강화되어 있습니다).

요즘 주변을 보면, 알레르기를 가진 아이들이 예전보다 더 많이 보입니다. 아마 어려서 접하게 되는 세균과 곰팡이의 종류 때문일 수 있습니다. '위생 가설hygiene hypothesis'이라는 말이 있습니다. 이 가설은 서독에서 자란 아이들이 대기 오염이 더 심한 동독에서 자란 아이들보다 천식과 건초열 발생률이 훨씬 높았던 이유를 찾는 과정에서 등장했습니다. 특히 농장에서 자란 아이들은 천식과 알레르기 질환 발생률이 낮았습니다. '위생 가설'이라는 용어는 지나치게 위생적인 생활 방식과 '균이 없는' 깨끗한 가정 환경이 어린 시절에 미생물을 적절히 접하지 못하게 하는 것일 수 있다는 우려에서 나왔습니다. 예를 들어, 5세까지 동물 헛간을 장기적으로 방문하는 것은 매우 낮은 천식 발생률과 연관이 있었습니다. 개인 위생과 알레르기 질환 사이에 명확한 연관성은 없지만, 다양한 미생물에 일찍 노출되는 것이 알레르기 반응을 둔화시킬 수 있습니다. 한편, 유산균이 알레르기 질환의 발생을 줄인다는 증거는 현재로서는 없습니다.

대기 오염도 어린이의 폐건강에 영향을 끼칠 수 있습니다. 그러나 오랫동안 대기 오염은 우리의 관심 밖에 있었습니다. 대기 오염은 매연과 작은 연기 입자인 미세먼지로 인해 발생합니다. 미세먼지는 주로 휘발유와 나무가 연소되는 과정에서 발생하며, 공장 굴뚝, 비포장 도로, 건설 현장에서 많이 생성됩니다. 일반적으로 미세먼지 입자가 작을수록 폐 깊숙이 침투할 수 있습니다. 또한 대기 오염은 이산화질소, 이산화황, 일산화탄소와 같은 가스에 의해서도 발생합니다. 이산화질소는 주로 자동차에서 화석 연료가 연소되며 배출됩니다. 자동차와 발전소에서 배출되는 가스는 오존을 만들어 대기 오염을 악화시킵니다. 성층권의 오존은 지구를 보호하지만, 지표면 근처의 오존은 해로운 대기 오염 물질입니다. 오존은 폐에 독성을 일으켜 염증을 유발하고 세포를 손상시킵니다.

기후 변화, 극한 기후 현상, 산불과 같은 자연 재해는 대기 오염을 유발하며, 우리의 폐건강을 위협하고 있습니다. 지구 온난화로 인해 평균 기온이 상승하면서 가뭄이 심해졌고, 그 결과 미세먼지가 증가했습니다. 산불은 대량의 미세먼지를 발생시키며, 이렇게 발생한 미세먼지는 수백 km 떨어진 지역까지 퍼져 나갑니다.

문헌에 따르면 대기 오염은 어린이의 폐 성장을 저해합니다.[26] 대기 오염에 노출되면, 천식이 있는 어린이의 호흡기 증상이 악화될 수 있습니다. 어떤 어린이는 호흡곤란이 심해져 응급실에 가거나 입원이 필요할 수도 있습니다.[27]

그렇다면 우리는 무엇을 할 수 있을까요? 도시의 공기질을 개선하는 것은 쉽지 않지만, 사람들이 고속도로 근처에 살지 않도록 장려하는 것은 가능합니다. 고속도로 근처에 살면 차량의 매연으로 인해 폐가 정상적으로 성장하지 못하고, 폐기능이 빠르게 감소할 수 있습니다. 한 연구에서는 공기가 깨끗한 곳으로 이사한 어린이들은 폐가 잘 성장한 반면, 공기 오염이 심한 곳으로 이사한 어린이들의 폐 성장이 저해되는 것으로 나타났습니다. 미국 폐협회American Lung Association는 매년 '공기질 보고서State of the Air reports'를 통해 각 지역별 대기 질을 알리고 있습니다. 미국 폐협회의 '깨끗한 공기 만들기 운동Stand Up for Clean Air initiative'은 대기 오염을 줄이고 사람들이 대기 오염에 노출되지 않도록 하기 위해 다양한 방법을 고민하는 캠페인입니다.

이 캠페인을 통해 전기 자동차 이용하기, 가스가 필요한 장비 사용 줄이기, 대기 질이 나쁜 날이나 교통량이 많은 지역에서 야외 운동 자제하기, 학교 주변에서 차량의 매연 배출 줄이기 등 다양한 정책들이 제안되었습니다.

대기 오염 정도는 매일 달라집니다. 우리는 웹사이트를 통해 언제든지 우리가 사는 곳의 대기 오염 정도를 실시간으로 확인할 수 있습니다(역자 주: 미국은 AirNow.gov, 한국은 AirKorea.or.kr에서 확인 가능합니다). 대기 오염이 심한 날에는 가능하면 창문을 닫고 실내에서 생활하는 것이 좋습니다. 고효율 미립자 공기 필터high efficiency particulate air, HEPA가 장착된 공기 청정기는 실내 공기질을 개선해 줍니다. 이런 날 어쩔 수 없이 야외 활동을 해야 한다면, 일반 마스크로는 미세먼지를 걸러낼 수 없습니다. 미세먼지로부터 우리의 폐를 보호하기 위해서는 N-95(역자 주: 유사한 고성능 마스크로 한국에서 개발된 KF-94 마스크가 있습니다. N-95는 95% 이상의 필터링 효율을, KF-94는 94% 이상의 필터링 효율을 가지며, 각각 미국과 한국에서 인증받았습니다)와 같은 마스크가 필요합니다. 하지만 가격이 더 비싸고, 어린이에게 적합한 사이즈의 마스크를 찾기 어렵습니다. 또한 운전을 해야 한다면, 창문을 내리지 말고 차량 내부의 공기를 순환시켜 실내 공기가 잘 환기되도록 해야 합니다.

실내 공기질을 악화시키는 물질들도 있습니다. 대표적으로 석면, 건축 자재, 페인트, 청소 용품, 곰팡이, 라돈, 가정용 목재, 간접 흡연 등이 있습니다. 실내 공기를 오염시키지 않기 위한 한 방법은 '저휘발성유기화합물low-volatile organic compounds, low-VOC' 페인트를 사용하는 것입니다. 새로 카펫을 장만했다면, 먼저 실내를 충분히 환기시키고 카펫을 깔아야 합니다. 가능하면 집에 일산화탄소 감지기를 설치하는 것이 좋습니다. 또, 모든 가정집에서 라돈이 발생할 수 있기 때문에, 한번은 라돈 검사를 받는 것이 좋습니다. 라돈은 우라늄의 붕괴 산물로 자연적으로 발생하며, 폐암을 일으키는 주요 원인 중 하나입니다. 미국 전역의 가정집에서 높은 수준의 라돈이 검출된 사례가 있었는데, 이를 아는 방법은 직접 라돈 수치를 측정하는 수밖에 없습니다. 만약 라돈이 높게 검출된다면, 집에 라돈 저감 시스템을 도입할 수 있습니다. 집 먼지 진드기 알레르기가 있는 사람은 집 안의 습도를 낮게 유지하고, 진드기가 잘 생기지 않는 재질의 카펫을 사용하는 것이 좋습니다.

간과하기 쉽지만, 가정에서 목재 난로를 사용하는 것 또한 실내 공기를 오염시키는 요인 중 하나입니다. 개발도상국에서 요리와 난방에 이용되는 나무와 석탄 같은 고체 연료는 폐를 손상시키고, 특히 여성과 어린이에게 향후 만성폐쇄성폐질환을 유발할 수 있습니다. 우리는 흔히 선진국에서는 직접 불에 구워 요리하거나 목재 난로를 사용하는 경우가 없다고 생각하지만, 아직도 미국의 많은 가정에서 겨울에 나무를 태워 난방을 합니다. 저 역시 아이다호에서 살면서 겨울철 난방을 위해 집 안에서 목재 난로를 사용했습니다. 나무가 타며 발생하는 연기는 천식을 악화시키고, 장기적으로 폐 기능을 저하시킵니다. 나무 대신 천연가스를 사용할 수 없다면, 다른 대체재를 고려해 보는 것이 좋습니다. 최근 미국 환경보호청Environmental Protection Agency, EPA은 난방 용품에 대한 보다 엄격한 기준을 제시하고 있습니다. 목재 난로 교체 프로그램을 시행하고 있는 지역도 있습니다. 최신 목재 난로는 훨씬 안전하고 효율도 높습니다.

청소년의 흡연은 우리 시대의 큰 공중보건 문제입니다. 최근 몇 년 사이 청소년들 사이에서 전자 담배의 인기가 폭증하면서 흡연율도 상승하고 있습니다. 2018년 미국의 전국 청소년 담배 설문조사National Youth Tobacco Survey, NYTS에 따르면, 고등학생의 전자 담배 사용이 78% 증가했습니다. 2019년 조사에서는 미국 고등학생의 3분의 1과 중학생의 10%가 전자 담배 사용 경험이 있다고 답했습니다.[28]

청소년의 흡연 이유는 다양하지만, 청소년을 대상으로 한 가향 전자 담배 광고는 크게 우려스럽습니다. 한 설문조사에 따르면 전자 담배를 사용해본 청소년 중 43%가 향이 좋아서 담배를 피워봤다고 답했습니다.[29] 미국 정부의 부실한 대응으로 전자 담배는 올바른 규제를 받지 않은 채로 미국 시장에 출시되었습니다. 비록 2016년에 18세 미만 청소년에게 전자 담배를 판매할 수 없도록 하였으나, 이듬해 미국 식품의약국은 승인 절차를 유예하여, 가향 전자 담배를 별도의 승인 절차 없이 계속 판매할 수 있도록 하였습니다. 2019년, 미국 폐협회를 포함한 여러 단체가 미국 식품의약국의 승인 절차 유예가 불법이라며 소송을 제기하여 승소하였습니다. 2020년에 미국 식품의약국은 미국에서 전자 담배를 계속 판매하려면 전자 담배 회사들이 제품을 다시 검토받도록 하였습니다. 향이 첨가된 제품이 계속 시장에 남아 있을 수 있을까요? 미국 정부가 청소년들의 전자 담배 사용에 얼마나 관심을 가지고 있는지는 승인 결과를 기다려봐야 알 수 있을 것 같습니다. 연초 담배의 유해성은 잘 알려져 있습니다. 이는 만성폐쇄성폐질환, 심혈관 질환, 암(특히 폐암)의 발생을 현저히 증가시킵니다. 아직 전자 담배가 우리 몸에 미치는 영향에 대한 연구는 충분히 이루어지지 않았습니다. 전자 담배는 액체를 가열하여 증기를 생성하는 방식으로 작동합니다. 전자 담배에는 니코틴, 프로필렌글리콜, 글리세롤, 수많은 향료, 주석, 납, 니켈, 크롬, 망간, 비소와 같은 다양한 물질이 들어 있습니다(약 7,000개 이상 사용 가능합니다). 전자 담배 액체에서 아세트알데히드, 아크롤레인, 포름알데히드가 검출된 사례도 있습니다.

전자 담배는 우리 몸에 잠재적으로 다음과 같은 영향을 미칠 수 있습니다. 먼저, 전자 담배는 매우 중독성이 강합니다. 제품에 따라 다르지만, 연초와 유사한 수준 혹은 그 이상의 니코틴을 함유하고 있습니다. 전자 담배가 연초 금연을 도와줄 수 있다는 말도 있지만, 전미과학공학의학한림원National Academies of Sciences, Engineering, and Medicine, NASEM은 전자 담배를 어렸을 때 피울 경우 나중에 연초를 피울 가능성이 더 높은 것으로 발표했습니다. 또한 청소년기에 니코틴에 노출되면 주의력이 결핍되고, 학습 능력이 저하되며, 기억력이 감소할 수 있습니다.[30]

전자 담배가 폐에 어떤 영향을 미치는지도 사실 많이 걱정됩니다. 실험 연구에서는 니코틴에 지속적으로 노출될 경우, 기도 질환이 발생할 위험이 높아진다는 결과가 나타났습니다.[31] 전자 담배에 사용되는 액체는 폐를 방어하는 데 중요한 역할을 하는 호흡 상피 세포의 기능을 저하시킵니다. 또한 세포를 사멸시키고 폐의 흉터를 유발하는 성분들도 포함되어 있습니다. 예를 들어, 아크롤레인은 제초제로 사용되며, 폐암을 유발할 수 있습니다.[32] 비록 청소년을 대상으로 한 장기 추적 자료는 없으나, 전자 담배를 사용하는 성인에서 호흡기 질환 발생 위험이 증가하는 것으로 나타났습니다.[33] 전자 담배에서 나오는 배출물도 대부분 동일한 성분을 가지고 있습니다.

가장 잘 알려진 전자 담배로 인한 질병은 전자 담배 연관 폐 손상e-ciga-rette or vaping product use-associated lung injury, EVALI입니다. 전자 담배 연관 폐 손상은 2019년 여름에 처음 발견되었습니다. 그 이후로 미국에서만 수천 건의 사례가 보고되었으며, 2020년 초까지 68명이 사망했습니다. 다행히 이후 발생 건수는 감소했습니다. 전자 담배 액체에 포함된 비타민 E 아세테이트가 원인 물질로 추정되었으나, 폐 손상을 일으키는 다른 물질들이 포함되어 있었을 수도 있습니다. 비타민 E 아세테이트는 대마초(마리화나)의 주요 향정신성 성분인 테트라하이드로카나비놀tetrahydrocannabinol, THC과 함께 전자 담배에 주로 사용되었습니다. 아주 위험한 순간들은 지나갔지만, 전자 담배가 짧은 기간에 치명적인 폐 손상을 입힐 수 있다는 사실은 이제 확실히 입증되었습니다. 또한, 전자 담배에 앞으로 새롭게 추가되는 물질들이 우리 몸에 어떤 영향을 미칠지 알 수 없습니다.

"최고의 약은 예방이다"라는 말이 있습니다. 2019년에 미국 정부는 전자 담배를 포함한 모든 담배의 판매 연령 기준을 21세 이상으로 상향 조정했습니다. 그러나 여전히 지역에 따라 담배를 구매할 수 있는 연령이 다릅니다. 우리 아이들에게 언제 담배에 대해 이야기하는 것이 좋을까요? 저는 중학교에 입학할 즈음이 적절하다고 생각합니다. 이 시기는 아이들이 부모님의 조언을 잘 받아들이는 동시에 흡연을 시작하는 친구들을 만나기 시작할 때이기 때문입니다. 부모님들은 아이들이 전자 담배를 몰래 피우는 것이 얼마나 쉬운지 알아 두셔야 합니다. 전자 담배는 특유의 냄새를 남기지 않으며, 담배 모양이 볼펜이나 USB 드라이브처럼 보일 수 있습니다. 이 문제에 대해 아이와 어떻게 이야기하면 좋을지에 대한 자세한 내용은 미국 폐협회 홈페이지lung.org에서 확인할 수 있습니다(역자 주: 한국에서는 금연길라잡이 홈페이지www.nonsmokerguide.go.kr에서 확인할 수 있습니다).

흡연 중인 청소년을 위한 금연 상담 프로그램과 어플리케이션도 있습니다. 혼자서 금연이 어렵다면 가까운 병원의 소아과 선생님과 상담해 보는 것도 좋습니다. 청소년은 성인과 다르기 때문에, 성인에게는 도움이 되는 약물이 청소년에게는 그렇지 않을 수 있습니다. 대표적으로 바레니클린$^{\text{vareni-}}$cline(역자 주: 주로 챔픽스라는 상품명으로 처방됨)이라는 약물은 성인의 금연을 돕는 보조 약물로 사용되고 있지만, 청소년에게는 그 효과가 입증되지 않았습니다. 따라서 이 약은 16세 이상에게만 처방될 수 있습니다.[34]

간접 흡연도 해롭다는 점을 항상 염두에 두어야 합니다. 미국에서는 3세에서 11세 사이의 어린이 중 약 40%가 간접 흡연을 경험한 적이 있습니다. 그러나 담배 회사들은 간접 흡연의 위해성에 대한 연구 결과가 발표되지 못하도록 방해해 왔습니다.[35] 유럽의 자료에 따르면 흡연자 다섯 명 중 세 명은 집에서도 흡연을 하는 것으로 나타났습니다. 간접 흡연 시 마시는 연기의 성분은 직접 담배를 흡연할 때 마시는 연기와 거의 동일합니다. 어린이에게 간접 흡연은 심각한 건강 문제를 일으킬 수 있습니다. 영아 돌연사 증후군, 천식 악화 등이 간접 흡연과 연관된 것으로 나타났습니다. 최근 자료에 따르면, 엄마가 흡연을 하면 아이가 성인이 되었을 때 폐가 충분히 성장하지 못하고, 폐기능이 빠르게 저하되는 것으로 밝혀졌습니다.[3] 간접 흡연을 한 어린이는 호흡기 감염뿐만 아니라 이염(역자 주: 귀에 발생하는 염증을 뜻합니다)도 자주 발생합니다. 부모님들은 집, 차, 어린이집 등에서 아이가 간접 흡연에 노출되지 않도록 보호해야 합니다. 다가구 주택에서는 환풍구를 통해 담배 연기가 올라올 수도 있습니다. 일부 지역에서는 다가구 주택에서 흡연을 금지하기도 합니다.

대마 연기는 담배 연기와 유사한 독소와 발암 물질을 포함하고 있습니다. 대마는 담배와는 약간 다른 방식으로 피워야 합니다. 대마를 피울 때는 깊게 숨을 들이마신 후 참아야 하는데, 이때 더 많은 양의 타르가 폐로 들어갑니다. 대마를 간접 흡연하는 것도 직접 대마를 피우는 것과 본질적으로 동일합니다. 연초 형태로 태우든, 전자 담배처럼 흡입하든, 대빙^{dabbing}(역자 주: 농축액을 찍어 기화기에 올린 뒤 가열해 연기를 흡입하는 방식)을 하든, 대마를 흡연하는 것은 호흡기에 큰 손상을 줄 수 있습니다. 대마를 흡연하면 호흡기 상피세포가 손상되어 기침, 쌕쌕거림, 가래 등이 발생할 수 있습니다. 대마를 흡연하는 사람들은 보통 담배도 함께 피우기 때문에, 어떤 것이 폐에 더 나쁜 영향을 미쳤는지 알기 어려울 수 있습니다. 한편, 담배가 폐에 미치는 영향은 뚜렷하지만, 대마의 경우는 불분명한 부분도 있습니다. 예를 들어, 대마를 흡연하면 기침과 가래가 증가하는 것은 분명해 보이지만, 대마 흡연이 폐기능을 저하시키거나 폐암을 유발하는지는 확실하지 않습니다.[36]

성장한 폐를 건강하게 지키기

어린 시절에 폐를 보호해야 하는 것처럼 성인이 되어서도 폐를 보호하는 것은 중요합니다. 대기 오염에 노출되지 않도록 노력하고, 호흡기 감염을 예방하기 위해 예방 접종을 받아야 합니다. 담배를 피우지 않는 것도 중요합니다. 안타깝게도 흡연자의 90%는 청소년기에 담배를 피우기 시작합니다. 따라서 성인을 대상으로 하는 담배에 대한 정책들은 많은 흡연자가 금연하도록 돕는 것이어야 합니다. 담배를 오래 피울수록 폐기능이 빠르게 감소할 뿐만 아니라 만성폐쇄성폐질환과 폐암이 현저히 많이 발생합니다. 여전히 많은 흡연자가 담배로 인해 폐질환이 생길 수 있다는 사실을 잘 알지 못합니다. 담배를 피운 지 10년 정도만 되어도 상당한 폐 손상이 발생할 수 있습니다. 저는 아주 젊은 분이 담배로 인해 심한 폐질환이 생긴 것을 본 적이 있습니다. 담배가 폐에 미치는 영향을 과소평가해서는 안 됩니다. 성인이 전자 담배를 사용하면 연초를 금연하는 데 도움이 되는지에 대해서는 여러 의견이 있습니다. 미국 식품의약국은 전자 담배를 금연 보조제로 승인하지 않았습니다. 이는 담배와 유사하게 흡입하는 제품들을 멀리하라는 의미입니다. 만약 흡연 중이라면, 건강을 위해 가장 중요한 것은 약이 아닌 금연입니다.

폐를 건강하게 유지하기 위한 다음 단계는 가능한 한 깨끗한 공기를 흡입하는 것입니다. 어린이와 마찬가지로, 성인도 주변 환경에서 대기 오염에 노출되지 않도록 해야 합니다. 성인은 집과 직장에서 조금 더 고려해야 할 몇 가지 사항이 있습니다. 청소 용품에는 폐에 해로운 화학 물질이 포함되어 있는 경우가 많습니다. 휘발성 유기 화합물$^{volatile\ organic\ compounds,\ VOCs}$, 암모니아, 표백제는 모두 기관지를 자극할 수 있습니다. 표백제가 포함된 제품을 암모니아와 혼합하면 안 됩니다. 이 두 물질이 만나면 가스성 염소 (혹은 차아염소산$^{hypochlorous\ acid}$)가 생성되어 호흡기에 심각한 문제를 일으키며, 심지어 사망에 이를 수도 있습니다. 이상적으로는 휘발성 유기 화합물, 향료, 인화성 성분이 포함되지 않은 청소 용품을 사용하는 것이 바람직합니다. 유럽 연합은 가정용 제품에 사용되는 화학 물질에 대해 엄격하게 규제를 하고 있습니다. 미국 환경보호청도 이제 새로운 '보다 안전한 선택$^{safer\ choice}$'이라는 기준을 마련하여, 이를 충족하는 제품을 소비자들이 쉽게 알 수 있도록 돕고 있습니다.

성인의 경우, 직장에서 폐를 보호하는 방법을 반드시 알아야 합니다. 선진국의 경우, 만성폐쇄성폐질환의 약 15%가 직장(주로 광업, 직물업, 농업)에서 발생하는 증기, 가스, 먼지, 연기 등에 의해 발생한 것으로 나타났습니다.[37] 특히 광업, 섬유업, 농업에 종사하는 경우에 흔히 발생합니다. 폐질환을 유발하는 대표적인 물질로는 석면, 실리카 먼지, 석탄 광산 먼지가 있으며, 알루미늄, 흑연, 바륨, 철과 같은 다른 물질들도 폐질환을 일으킬 수 있습니다. 공기가 나쁜 환경에서 일하는 직업군으로는 농부, 공장 노동자, 목수, 건설 노동자, 페인트공, 청소부, 택시 운전사, 미용사 등이 있습니다. 예를 들어, 미용사는 스타일링을 위해 스프레이를 사용하며, 이 과정에서 휘발성 유기 화합물에 자주 노출될 수 있습니다. 또한 유해한 알코올이 포함된 제품도 많이 사용합니다. 최근 연구에 따르면, 직장에서 대기 오염 물질에 노출될 경우 만성폐쇄성폐질환이 발생할 위험이 22% 증가한다고 합니다.[38] 또한 직장에서의 간접 흡연도 중요한 문제로, 인테리어, 운송, 엔터테인먼트 분야에서 일하는 분들이 대표적인 위험군에 속합니다.[39] 이러한 분들을 보호하기 위해서라도 직장 내 금연 정책이 반드시 필요합니다.

우리가 대기 오염과 관련이 없다고 생각하는 사무직도 항상 안전하지는 않습니다. 예를 들어, 프린터와 복사기는 폐 손상을 일으킬 수 있는 미세먼지를 생성합니다. 실제로 복사기에서 나오는 토너 먼지로 인해 폐질환이 발생한 사례가 있으며, 장기간 이러한 먼지에 노출된 사람들의 흉부X선에서 변화가 나타나고, 쌕쌕거림이 발생한 경우도 보고되었습니다.[40] 토너가 유출되는 사고는 신중하게 대처해야 합니다. 일반 진공 청소기 사용은 피하고, 먼지가 날리지 않도록 표면을 젖은 종이 타월이나 걸레로 닦아야 합니다.

직장에서 공기를 깨끗하게 유지하기 위해서는 자주 환기하고, 유해 물질을 사용해야 하는 경우에는 무독성 대체제로 전환하는 것이 좋습니다. 환기 시스템이 제대로 작동하는지 정기적으로 점검해야 하며, 어쩔 수 없이 유해 물질에 노출되어야 한다면 반드시 적절한 보호 장비를 착용해야 합니다.

진료하다 보면, 가정이나 직장에 곰팡이가 있어 걱정하는 환자들을 만나게 됩니다. 곰팡이는 사실 어디에나 존재하며, 실내에서 이를 완전히 제거하는 것은 사실 불가능합니다. 그러나 침수된 곳이나 환기가 잘되지 않는 욕실이나 주방에서는 곰팡이가 더 쉽게 번식할 수 있습니다. 곰팡이에 다량 노출되면 천식과 같은 폐질환이 악화될 수 있으며, 특히 어린이에게는 천식을 유발할 수 있는 원인이 되기도 합니다.[41]

건강한 사람이 곰팡이로 인해 심각한 문제를 겪는 경우는 흔치 않습니다. 드물게 아스페르길루스와 같은 곰팡이가 면역저하자들에게 감염을 일으킬 수는 있습니다. 그러나 제 경험에 비추어 볼 때, 이러한 곰팡이 감염은 대량의 곰팡이에 노출된 적이 없어도 발생할 수 있습니다. 따라서 특별한 예방 방법이 없었을 가능성이 높습니다. 만약 곰팡이를 청소하려고 한다면, 미국 질병통제예방센터는 N-95 호흡기를 착용하고 청소할 것을 권장합니다. 곰팡이가 너무 심한 경우에는 전문 업체에 의뢰하는 것이 더 안전할 수 있습니다. 미국 직업안전보건국Occupational Safety and Health Administration, OSHA은 직장에서 곰팡이 문제를 다루는 방법에 대한 지침서를 제공하며, 미국 환경보호청도 건물 관리자에게 실내 공기질을 평가하는 방법을 안내합니다. 또한, 무역기구 등 특정 직업군을 대상으로 한 추가적인 지침서를 제공하는 기관도 있습니다.

공기 질을 개선하는 것 외에도 폐를 건강하게 유지하기 위해 할 수 있는 일은 무엇이 있을까요? 운동을 하는 이유는 여러 가지가 있겠지만, 젊을 때 운동을 하면 나이가 들어서도 체력과 충분한 폐활량을 유지할 수 있습니다. 많은 사람이 상식적으로 걷기, 수영, 조깅과 같은 유산소 운동이 혈액 순환을 개선하고 혈압을 낮추는 데 도움이 된다는 것을 알고 있습니다. 운동을 하면 폐도 건강해질 가능성이 높습니다. 연구에 따르면, 유산소 운동을 통해 단기간에도 폐기능이 향상될 수 있습니다. 아마도 운동을 통해 호흡 근육이 강해지고 흉곽이 조금 더 유연하게 움직이기 때문일 것입니다. 당연한 말이지만, 꾸준한 운동은 장기적으로도 폐건강에 긍정적인 영향을 미칩니다.

미국 국립보건원National Institutes of Health, NIH의 후원으로 젊은 성인에서 관상동맥 질환 발생 위험에 대한 연구Coronary Artery Risk Development in Young Adults, CARDIA가 수행되었습니다. 이 연구는 18세에서 30세 사이의 청소년과 젊은 성인을 대상으로 20년 동안 추적하여 자료를 수집했습니다.[42] 연구 결과, 단계별로 운동 강도가 높아지는 러닝머신에서 오래 운동할 수 있을수록 향후 20년간 폐기능이 더 잘 유지되는 것으로 나타났습니다. 조금 더 자세히 살펴보겠습니다. 연구에 사용된 러닝머신의 속도는 9단계로 나누어져 있으며, 각 단계별로 2분씩 뛰게 됩니다. 운동 강도는 시속 5 km로 2° 경사를 달리는 것부터, 시속 8 km로 25° 경사(매우 가파릅니다!)를 달리는 단계까지 있습니다. 체력이 약한 남성은 약 9분, 여성은 약 6분 정도 타면 더 이상 운동을 지속하기 어려워집니다. 반면에 체력이 좋은 사람들은 18분까지도 달릴 수 있습니다. 처음에는 러닝머신에서 몇 분밖에 뛰지 못했지만, 나중에는 오랫동안 잘 뛰게 된 사람들이 있습니다. 이들은 처음에는 오래 뛰었지만 나중에는 그렇지 못한 사람들보다 폐기능이 더 잘 유지되는 것으로 나타났습니다. 이 결과는 성인이 되었을 때 좋은 체력을 가지고 있는 것도 중요하지만, 체력을 유지하거나 증가시키는 것 또한 중요하다는 것을 보여줍니다. 전문가들은 심혈관 건강을 유지하기 위해 최소 일주일에 150분 이상의 유산소 운동을 권장하지만, 폐기능을 건강하게 유지하기 위해 얼마나 운동해야 하는지에 대한 정확한 자료는 아직 없습니다.

운동을 하면 폐가 어떻게 건강해지는지는 아직 정확히 알지 못합니다. 젊은 성인의 경우, 전신 염증 수치가 높으면 폐기능이 더 빨리 감소하는 것으로 알려져 있습니다. 지속적인 운동이 체내 염증 수치를 낮추어 폐기능을 유지하는 데 도움이 될 수 있다는 의견도 있습니다.[43] 이 외에도 유산소 운동이 폐에 좋은 이유는 많습니다. 운동을 시작하기에 너무 이른 때도, 너무 늦은 때도 없습니다. 심지어 폐 손상이 진행된 환자들도 유산소 운동을 포함한 호흡 재활 치료를 받아야 합니다.

호흡 재활을 권유하면 종종 환자분들이 어떤 운동이 폐에 도움이 되는지 묻습니다. 직접적으로 호흡에 관여하는 횡격막 외에도 대흉근, 승모근, 늑간근 같은 여러 상체 근육이 호흡을 돕습니다. 이러한 근육을 강화하는 근력 운동은 만성 폐질환 환자들이 숨을 더 잘 쉴 수 있도록 도와줍니다. 운동을 한다고 해서 폐 자체가 변하는 것은 아니지만, 공기를 폐 안팎으로 더 효과적으로 이동시킬 수 있는 능력은 향상될 수 있습니다. 따라서 폐질환자들의 재활 프로그램에는 보통 상체 근력 운동이 포함됩니다.

'흡기 근육 훈련inspiratory muscle training'이라는 다른 종류의 호흡 운동도 있습니다. 이 훈련은 숨쉬기 어렵게 만드는 장치를 이용해 호흡 근육을 '훈련'시키는 것입니다. 이 방법은 호흡 근력이 약한 환자들에게 매우 유익한 것으로 나타났지만, 정상적인 성인에게도 도움이 되는지는 불분명합니다. 예를 들어, 호흡 근육을 평소에 많이 사용하는 관악기 연주자나 가수들이 일반인보다 폐기능이 더 좋은지는 확실하지 않습니다.

앞서 식단이 폐 성장에 미치는 영향에 대해 이야기한 바 있습니다. 성인이 된 후에도 식단이 폐기능을 유지하고 만성 폐질환 발생을 줄이는 데 도움이 될까요? 비타민 A, C, D, E가 폐기능 저하를 예방하는 데 효과적이라는 연구들이 있지만, 잘 설계된 연구는 부족합니다. 한 무작위 대조 시험에서는 비타민 D 복용이 비타민 D 결핍증, 천식 또는 만성폐쇄성폐질환을 가진 환자들의 폐활량을 개선하는 데 도움이 될 수 있다고 보고했습니다.[44] 또 다른 연구에서는 과일과 채소가 풍부한 식단을 섭취할 경우 폐기능이 유지되고 폐암 위험이 감소하는 것으로 나타났습니다. 다시 말해, 지중해식 식단이 성인들의 폐건강에도 유익할 수 있습니다.

요약해 드리자면, 담배와 전자 담배 모두 피우지 마십시오. 둘 다 피우고 있다면 반드시 모두 끊으세요. 본인과 자녀의 예방접종 일정을 확인하고, 꼭 접종을 완료하세요. 가정이나 직장에서 유해한 화학 물질이나 먼지가 없는지 항상 살펴보십시오. 이상한 냄새가 나면 그냥 넘어가지 말고 원인을 찾아보세요. 먼지가 많은 환경에서 청소를 해야 한다면, 환기를 충분히 하고 마스크를 착용하십시오. 대기 오염 정보를 잘 파악하고, 공기질이 좋지 않을 때는 가능한 외출을 삼가세요. 마지막으로, 과일과 채소를 많이 먹고, 규칙적으로 운동하십시오.

기침이 계속 나고, 가래가 끓으며, 숨쉴 때마다 쌕쌕거리고, 조금만 걸어도 숨이 차시나요? 이건 정상이 아닙니다. 하루빨리 의료진을 찾아가 상담하고 폐기능을 측정해야 합니다. 폐활량 검사만으로 원인이 불분명하다면, 흉부 CT를 촬영해 봐야 합니다. 대부분의 문제와 마찬가지로 폐의 문제도 일찍 발견해야 작은 문제로 끝날 수 있습니다(역자 주: 호미로 막을 것을 가래로 막지 마세요!). 너무 늦게 찾아와서 제가 해드릴 수 있는 것이 거의 없는 환자들을 많이 보아왔습니다. 그렇게 될 때까지 기다리지 마십시오.

호흡기내과 의사들은 어떻게 생각할까:
폐질환 진단의 미학

아파서 의사에게 가는 것은 솔직히 조금 무서운 일입니다. 요즘 같은 세상에서 처음 만나는 사람에게 취조당하듯이 질문 세례를 받는 것이 흔한 일은 아니지요. 의료계에 종사하는 사람들에게는 일상적인 일일 수 있지만, 가끔 저는 진료를 볼 때 안데르센의 명작 '벌거벗은 임금님'이 생각납니다. 우리가 어떤 일을 너무나 당연하게 받아들이면, 주변 사람들도 그렇게 받아들이는 경향이 있습니다. 저 역시 병원에서 검사를 받아본 적이 있기 때문에, 병원에서 검사를 받을 때 얼마나 불안할 수 있는지 잘 알고 있습니다.

한때 저는 미시간 대학병원 근처 본 보이틀랜더 여성 병원에 10주 동안 입원한 적이 있는데, 그 경험을 통해 환자가 된다는 것이 어떤 것인지 다시 한번 뼈저리게 느꼈습니다. 이 일이 있기 얼마 전, 저는 임신 26주 차에 강의를 하기 위해 서울로 향했습니다. 서울에 머물던 어느 날, 호텔 방에서 갑작스럽게 하혈이 발생해 저는 허겁지겁 오후에 강의를 했던 병원으로 다시 향했습니다. 며칠간 입원한 후, 퇴원하지 말라는 의사의 권고에도 불구하고 저와 남편은 위험을 감수하고 미시간으로 돌아가기로 했습니다. 미시간에 돌아오자마자 저는 다시 입원해 아기가 태어날 때까지 병원에 머물러야만 했습니다. 아이는 36주가 채 되지 않아 태어났지만, 다행히 건강하게 자라 지금은 초등학생이 되었습니다. 그때 오랫동안 병원 생활을 하면서 느낄 수 있는 피로감, 그것을 이겨낼 수 있는 정신력에 대한 감사함, 그리고 병이 주느 외로움 등 평소에 느끼지 못했던 다양한 감정을 경험할 수 있었습니다. 운 좋게도 저는 의사이기에 대부분의 의학 용어를 알고 있었고, 저와 아이의 상태에 대해 의료진과 원활하게 소통할 수 있었습니다. 하지만 많은 사람들은 이러한 특권을 누리지 못한다는 것을 알고 있기에, 호흡기내과 교수로서 진료할 때 제가 어떤 생각을 하고 어떤 과정을 거치는지 여러분께 알려드리고 싶습니다. 여러분도 자신과 사랑하는 사람들을 위해 의료진과 잘 소통할 수 있도록 말입니다.

호흡기내과 전문의로서, 특히 대학병원 의사로서 만나는 대부분의 환자들은 저마다의 사연들을 가지고 있습니다. 보통 환자들은 책 한 권 분량의 의무기록을 들고 진료실에 들어옵니다. 실제로 책이 담긴 가방을 들고 오는 환자들도 있습니다. 이전 기록들을 검토하면서 보다 확실한 답을 찾기도 하고, 때로는 일부 단서를 발견하기도 합니다. 의사로서 저는 때로는 탐정이 되기도 하고, 판사가 되기도 합니다.

먼저 모든 증거를 수집해야 합니다. 환자가 자신의 이야기를 들려주는 단계가 이에 해당합니다. 그 다음에는 모든 증거를 검토해야 합니다. 이는 환자의 검사 기록을 살펴보는 단계입니다. 이후 증거가 얼마나 믿을 만한지 평가합니다. 복잡한 질환의 경우, 대부분 직접적이고 결정적인 증거를 찾아야 합니다. 최선의 판단을 내리기 위해 추가 검사를 해야 할 수도 있습니다. 이러한 과정을 거쳐 일이 잘 풀리면 확실한 진단을 내릴 수 있습니다.

많은 환자의 경우, 비교적 쉽게 병을 진단할 수 있고, 몇 번 내원하면 병이 나을 수 있습니다. 그러나 복잡한 질환의 경우에는 모든 정보를 종합하여 A라는 상태는 아닐 수 있지만, B나 C일 가능성은 여전히 있다고 솔직하게 말합니다. 이때 환자와 대화를 나누며 앞으로 어떻게 치료할지를 결정하게 됩니다. 환자가 무엇을 가장 중요하게 여기는지가 우리가 앞으로 나아갈 방향을 결정짓는 가장 중요한 요소입니다. 때로는 환자가 주저하더라도 제가 추가 검사를 강권할 때도 있습니다. '왜 잠을 설쳤나요? 제가 몇 가지 추가 검사를 한 후, 조금 더 설명해도 될까요?'라고 묻기도 합니다. 이러한 대화를 통해 어디까지 검사를 진행하고 진단의 확실성을 얼마나 높여야 할지

판단하게 됩니다.

의대생 시절, 진단은 명확하며 흑과 백으로 나누어진다고 배웠습니다. 적절한 검사를 하면 정확한 진단을 내릴 수 있을 것이라고 믿었죠. 하지만 현실은 그렇지 않다는 것을 깨닫고, 한때는 현대 의학에 크게 실망한 적도 있었습니다. 아무리 많은 책을 읽고 강의를 듣고 환자를 보더라도, 어떤 경우에는 진단이 여전히 모호하기만 합니다.

확실한 진단을 위해 직접 조직을 확인하는 조직 검사가 필요한 경우가 많습니다. 안타깝게도, 피부나 신장, 간과 같은 다른 장기와 달리 폐 조직 검사는 쉽지 않습니다. 무턱대고 폐를 자르게 되면 공기가 새어 나가는 공기 누출air leak이 생기거나 예기치 못한 합병증이 생길 수 있습니다. 또 다른 문제는 폐 상태를 한눈에 파악할 수 있는 간단한 혈액 검사가 없다는 것입니다. 신장과 간 기능을 단번에 파악할 수 있는 혈액 검사들이 있는 반면, 폐질환의 경우에는 병원에 갈 때마다 혈압을 측정하고 콜레스테롤 수치를 확인하는 것과 같은 지표가 없습니다. 동료 호흡기내과 의사인 라비 칼한Ravi Kalhan 교수는 항상 "폐에는 콜레스테롤 같은 것이 없다"라고 말합니다. 다시 말해, 손쉽게 폐 상태를 확인할 수 있는 지표가 없다는 것입니다.

폐는 수년간 손상이 반복되더라도 바로 증상이 나타나지 않고, 조용히 흉터를 남기며 버팁니다. 그러다가 질병이 상당히 진행된 후에야 비로소 폐가 나빠진 것을 알게 됩니다. 이 시점에서 폐 손상이 어떻게 발생했는지 알아내는 것은 매우 어려운 일입니다. 흉부 CT 검사에서 특징적인 이상 소견을 발견할 수도 있지만, 폐의 흉터는 다양한 원인으로 발생했을 수 있습니다. 마치 수십 년 전에 발생한 범죄 현장을 조사하는 것과 비슷하다고 할까요? 그래서 폐의 경우, 현재 가능한 모든 검사를 하고도 진단이 불확실한 경우가 흔합니다.

오늘날 호흡기내과 의사들이 진료 시 겪는 어려움을 함께 나누고자 합니다. 물론 많은 경우 명확한 치료법이 결정되곤 합니다. 하지만 호흡기내과 의사라면 누구나 어느 정도 불확실성 속에서 일할 수밖에 없습니다. 폐질환을 진단하는 데에는 불확실성이 따르기 마련이며, 이를 극복하기 위해 여러 전문 분야의 의견을 종합하여 진단하는 방법이 개발되었습니다. 대표적으로 간질성 폐질환은 진단이 까다로운 경우가 많습니다. 대학 병원에서 교수로 일하면서 저는 진단이 어려운 사례들에 대해 훌륭한 동료들과 논의할 수 있는 행운을 누렸습니다. 호흡기내과 의사들은 영상의학과 및 병리과 의사들과 정기적으로 만나 어려운 사례들을 검토하고, 진단을 논의하며, 치료 계획을 수립합니다. 의학에는 이러한 다학제 진료가 전통적으로 존재해 왔습니다. 예를 들어, 종양 위원회tumor board는 외과, 병리과, 영상의학과, 종양내과, 방사선종양학과 의사들이 한데 모여 환자의 질병을 검토하고 함께 논의하며 진단과 치료 계획을 수립하는 오래된 모임입니다. 이러한 과정을 통해 우리는 함께할 때 개개인의 힘을 합치는 것 이상의 시너지 효과를 낼 수 있음을 깨닫게 되었습니다.

　몇 년 전, 한 젊은 여성이 진료실을 찾아왔습니다. 그녀는 최근 림프관평활근종증lymphangioleiomyomatosis, LAM 진단을 받고, 가족과 더 많은 시간을 보내기 위해 미시간으로 이사했다고 했습니다. 림프관평활근종증은 대부분 여성에게 발병하는 매우 드문 진행성 폐질환으로, 폐를 파괴하는 작은 공기주머니가 계속 만들어지는 질환입니다. 저는 이 질환의 전문가로서 많은 림프관평활근종증 환자들을 진료하고 있습니다. 이 환자도 이 질환을 치료받기 위해 저를 찾아온 것이었습니다. 이전 병원에서 이미 몇 가지 시도해 볼 만한 면역억제제를 소개받았고, 최악의 경우 폐를 이식해야 할 수도 있다고 들었다고 했습니다. 우리 병원에서 다시 흉부 CT 촬영을 했을 때, 저는 환자의 병이 림프관평활근종증이 아닐 수도 있겠다는 생각이 들었습니다. 공기주머니의 패턴이 림프관평활근종증에서 보이는 전형적인 모습이 아니었기 때문입니다. 다학제 팀을 소집하여 환자의 질환에 대해 논의한 결과, 비슷하지만 다른 종류의 간질성 폐질환인 폐 랑게르한스 세포 조직구증pulmonary Langerhans cell histiocytosis, PLCH일 가능성이 높다는 결론에 도달했습니다. 이 질환은 흡연과 밀접하게 연관되어 있었는데, 마침 환자도 흡연한 적이 있었습니다. 랑게르한스 세포 조직구증은 흉부 CT만으로 진단을 내리기 어려울 때가 있습니다. 초기에는 흉부 CT에서 공기주머니와 작은 결절을 확인할 수 있지만, 시간이 지나면서 사라지기 시작하고, 특히 환자가 금연을 한 경우에는 더 모호한 결과가 나올 수 있습니다.

다시 진료실에서 향후 계획에 대해 상의할 때, 그녀는 확진을 원했습니다. 삶을 뒤집어 놓은 이 폐질환이 무엇인지 알고자 했습니다. 그래서 우리는 폐 조직검사를 하기로 했습니다. 다행히 폐 조직검사 결과가 랑게르한스 세포 조직구증의 전형적인 소견과 일치하여 림프관평활근종증이 아닌 것으로 판명되었습니다. 두 질환을 구분하는 것은 매우 중요합니다. 랑게르한스 세포 조직구증은 금연을 하면 대부분 진행이 멈추고 호전될 수 있지만, 림프관평활근종증은 여러 약물 치료가 필요하며, 치료를 했음에도 병이 진행하는 경우가 많습니다. 환자는 비록 폐질환이 완전히 없는 것은 아니지만, 확실한 진단을 통해 자신의 미래를 계획하며 살아갈 수 있게 되었습니다. 저는 옳은 판단을 내렸다는 생각에 매우 뿌듯했습니다. 그러나 확실한 진단을 내리기 어렵고, 복잡한 과정을 거쳐야 하는 경우도 많습니다.

병력 청취

현대 과학 기술이 눈부시게 발전했지만, 여전히 정확한 진단을 내리기 위해서는 환자의 병력을 정확하게 청취하는 것이 중요합니다. 의사들이 환자의 병력을 청취하는 기술은 오랜 역사를 가지고 있으며, 현재는 잘 구조화된 방식을 이용하고 있습니다. 먼저, 현재 앓고 있는 질병, 과거 병력, 수술 및 시술 이력 등을 확인하는 것으로 시작합니다. 또한, 현재 복용 중인 약물과 알레르기 여부도 확인합니다. 환자의 직업, 흡연 여부, 음주 습관, 최근 여행 이력, 가족력 등의 사회적 배경도 물어봐야 합니다. 마지막으로, 주요 장기별로 발생할 수 있는 증상을 확인하며 면담을 마무리합니다.

환자들은 호흡곤란이나 기침으로 호흡기내과에 많이 방문합니다. 숨 가쁨, 즉 호흡곤란이라는 감각은 매우 복잡합니다. 우리는 아직 호흡곤란이 발생하는 정확한 원리를 완전히 이해하지 못하고 있습니다. 폐질환뿐만 아니라 심장 질환, 대사질환, 신경계 질환도 호흡곤란을 유발할 수 있습니다. 호흡곤란을 평가하는 것도 어려울 때가 많습니다. 사람들이 불편한 행동을 피하려는 성향 때문입니다. 예를 들어, 어떤 활동을 할 때 숨이 차면 그 활동을 피하려고 합니다. 그래서 "숨이 차세요?"라고 물어보면, 환자들이 정확하지 않은 대답을 할 때가 많습니다. 예를 들어, 환자가 숨이 차냐는 질문에 아니라고 답했지만, 자세히 물어보면 예전에는 걸어서 골프 코스를 돌았는데, 지금은 숨이 차서 카트를 타야 한다고 말합니다. 그러나 카트를 타면 숨이 차지 않기 때문에 현재는 숨이 차지 않는다고 생각하는 것입니다. 이렇게 증상을 자세히 따져봐야 합니다.

증상의 경과도 중요합니다. 시간이 지나면서 증상이 변하는 것은 병이 호전되거나 악화되고 있음을 의미합니다. 갑작스럽게 숨이 찬다면 폐허탈이나 혈전으로 인해 폐순환이 막혔을 가능성이 있습니다. 몇 해 전, 자신의 호흡곤란이 시작된 순간을 정확히 기억하는 환자를 만난 적이 있습니다. 그 환자는 사다리에서 떨어져 목을 다쳤고, 그 결과로 횡격막 마비가 발생하여 만성적인 호흡곤란을 겪게 되었습니다. 횡격막 신경은 경추 3, 4, 5번에서 시작되며, 목이 다치면 함께 손상될 위험이 있습니다. 먼지, 곰팡이, 향수 등 특정 물질에 노출되거나 운동을 할 때 숨이 차다면 천식을 의심할 수 있습니다. 자다가 숨이 찬다면 심부전이 원인일 가능성이 크지만, 호흡 기관의 분비물 축적으로 인한 것일 수도 있습니다. 누워 있을 때만 숨이 차다면 신경근육 장애가 원인일 수 있습니다.

기침은 따로 설명해야 할 중요한 호흡기 증상입니다. 대부분의 기침은 상기도 감염으로 인해 발생하며 며칠 후 좋아집니다. 그러나 몇 주씩 지속되는 기침은 후비루, 천식, 위식도 역류 등과 관련이 있을 수 있습니다. 특정 약물(예: 고혈압약인 ACE^angiotensin converting enzyme 억제제)도 기침을 유발할 수 있습니다. 호흡기내과 의사들은 기침의 지속 기간과 가래의 동반 유무를 중요하게 여깁니다. 이는 가래^mucus를 생성하는 특정 질환들과 관련이 있기 때문입니다. 객혈은 폐의 염증으로 인해 발생할 수 있지만, 지속된다면 추가 검사가 필요합니다. 암도 객혈의 원인일 수 있으며, 그 외 드문

질환들에 의해 객혈이 발생하기도 합니다.

건강하게 폐를 관리하는 것은 태아 때부터 시작됩니다. 엄마가 임신 중 흡연을 하거나 어린 시절 담배 연기에 노출되면 폐기능이 감소된 채로 성인이 될 위험이 큽니다.[1] 조산을 하게 되면 폐 합병증이 생겨 성인이 될 때까지 후유증이 남을 수 있습니다. 어려서 심한 폐렴을 앓으면 폐에 흉터가 생길 수 있습니다. 천식과 같은 호흡기 질환은 어린 시절에 많이 발생하며, 성인이 되어서도 지속될 수 있습니다. 흥미롭게도 영아기에는 남아가 천식을 더 많이 앓지만, 나이가 들면서 이러한 차이는 줄어들고, 사춘기 이후에는 여성이 천식을 더 많이 앓습니다. 그 결과, 성인 천식은 남성보다 여성에서 약 1.5배 더 흔합니다.[2]

호흡기내과 의사는 항상 환자에게 폐에 나쁜 영향을 줄 만한 일에 노출된 적이 있는지 묻습니다. 대표적으로 폐에 나쁜 영향을 주는 것은 담배(전자 담배 포함)이지만, 특정 성분에 노출되어 발생하는 폐질환은 수백 가지나 됩니다. 진폐증은 석면, 석탄 가루, 규소 가루와 같은 먼지가 폐에 쌓여 발생합니다. 과민성 폐렴이라는 폐질환도 있습니다. 이 질환은 항원(특정 단백질 또는 화학물질)을 반복적으로 흡입하여 감작될 때 발생합니다. 과민성 폐렴을 유발할 수 있는 잠재적인 항원 물질의 목록을 다 말하자면 끝이 없습니다. 대표적인 과민성 폐렴의 종류로는 농부 폐farmer's lung, 조류 애호가의 폐bird fancier's lung, 치즈 작업자의 폐cheese worker's lung, 맥아 작업자의 폐malt worker's lung, 목재 작업자의 폐wood worker's lung 등이 있습니다. 호흡기내과 의사로 일하다 보면 새를 기르다가 과민성 폐렴에 걸렸지만, 계속해서 새를 기르는 환자를 한번쯤 만나게 됩니다. 반려동물에 대한 환자분들의 사랑은 그만큼 각별합니다.

온수 욕조도 과민성 폐렴을 일으킬 수 있는 또 다른 위험 요소입니다. 관리가 잘되지 않거나 환기가 잘 되지 않는 온수 욕조가 특히 그렇습니다. 전에 1년 동안 숨이 계속 차서 힘들어하는 환자가 저를 찾아왔습니다. 흉부 CT 촬영과 폐 조직검사를 시행한 결과, 환자가 '온수 욕조 폐hot tub lung' 질환일 가능성이 높다고 판단했습니다. 환자는 평소 관절이 아파 자주 지하실에 있는 온수 욕조를 사용한다고 했습니다. '온수 욕조 폐'는 온수 욕조 물에서 잘 자라는 비결핵항산균에 의해 발생하는 과민성 폐렴의 일종입니다. 세균 표면의 항원에 반복적으로 노출되면, 면역 시스템이 반응하고 폐질환이 발생할 수 있습니다. 몇 차례 논의 끝에, 환자는 온수 욕조를 환기가 잘되는 지하실 밖으로 옮기기로 했습니다. 이후에 호흡곤란이 많이 개선되었습니다.

마지막으로, 여행력도 확인해야 합니다. 어떤 감염병은 특정 지역에서 흔합니다. 예를 들어, 결핵은 인도, 중국, 동남아시아, 남아프리카 등에서 흔합니다(역자 주: 한국에서도 매우 흔하며, OECD 회원국 중 결핵 신규 환자 발생률이 가장 높습니다). 미국에도 특정 지역에서만 호흡기 감염병을 일으키는 풍토병이 있습니다. 저희 삼촌 중 한 분이 투손Tucson 지역으로 이사한 후 폐렴에 걸린 적이 있었습니다. 일반적인 항생제 치료로 호전되지 않아서 애리조나 대학교 병원에 방문했고, 콕시디오이데스Coccidioides균에 의해 발생하는 밸리열valley fever로 진단받았습니다. 사람이 토양에 있는 이 곰팡이를 흡입하면 폐렴에 걸릴 수 있습니다. 건강한 사람들은 특별한 치료 없이 자연 치유되는 경우가 많지만, 그렇지 않을 수도 있기 때문에 면밀히 관찰해야 합니다. 치료가 필요할 경우 곰팡이를 죽이는 항진균제를 투여합니다. 세계의 다양한 지역에서 각기 다른 종류의 풍토병이 존재하기 때문에, 진료 시 여행력을 반드시 확인해야 합니다.

신체검진

요즘 의사들은 신체검진만 놓고 보면 과거 의사들만큼 능숙하지 않습니다. 폐를 진찰하는 전통적인 방법은 타진과 청진입니다. 타진은 몸을 두드리고 그 소리를 통해 진단에 필요한 정보를 얻는 기술입니다. 1761년, 오스트리아의 의사인 레오폴드 아우엔브루거Leopold Auenbrugger가 처음으로 타진의 유용성을 발견했습니다. 그는 자신의 아버지가 와인통을 두드려 남은 와인의 양을 확인하는 것에 착안해 이 기술을 인체에 적용하기 시작했습니다. 타진은 속이 꽉 찬 장기와 속이 빈 장기를 두드릴 때 나는 소리가 다른 것을 이용한 기술입니다.[3] 오늘날 타진은 한 손가락을 두드릴 장기 위에 놓고 다른 손가락으로 두드리는 방식으로 시행합니다. 기흉(흉강에 공기가 찬 경우)이 생기면, 과공명음의 타진음이 들리지만, 폐에 액체가 고이거나 폐렴이 생기면 소리가 둔탁하게 들립니다. 제가 막 호흡기내과 의사가 되었을 때에는, 폐를 타진하여 흉수를 빼내기 위해 어디에 바늘을 찌를지 결정하곤 했습니다. 지금도 의대생들은 여전히 폐를 타진하는 법을 배우지만, 요즘은 초음파를 이용하여 흉수를 눈으로 확인하고 배액하는 방법이 더 일반적으로 시행되고 있습니다.

청진은 청진기를 사용해 폐의 소리를 듣는 기술로, 프랑스 의사인 르네 라에네크[René Laënnec]가 시초로 알려져 있습니다. 르네는 1816년, 아이들이 긴 나무 조각을 사용해 소리를 전달하는 것을 보고 청진기를 발명했습니다.[4] 정상적인 폐 소리는 큰 기관지 내에서 발생하는 난류에 의해 생깁니다. 폐렴과 같은 병이 생기면, 폐가 경화되면서 더 높은 음조의 '기관지[bronchial]' 호흡음이 들립니다. 이 소리는 중심 기도로부터 발생해 흉벽에 과장되게 전달되는 과정에서 발생하는 것으로 생각됩니다. 폐 주위에 액체가 고이는 경우에는 (흉수) 호흡음이 감소하게 됩니다. 우리가 들을 수 있는 다른 청진음에는 폭발적으로 열리는 작은 기도로 인해 발생하는 '수포음[crackle]'이 있습니다. 수포음은 흔히 심부전으로 인해 폐포 내에 액체가 축적될 때 들리며, 거친 소리로 인해 '젖은' 수포음으로 불립니다. 폐섬유증도 수포음의 흔한 원인으로, 이 경우 '건조한' 수포음으로 불리며 찍찍이를 떼어 내는 소리와 비슷하게 들립니다. 천명음[wheezing]도 중요한 청진음으로, 천식과 같은 폐쇄성 폐질환에서 종종 나타나는 고음입니다. 마지막으로, 저음의 천명음으로 불리는 건성수포음[rhonchi]은 기도 내 액체로 인해 발생하는 덜컹거리는 소리입니다. 지금은 이 모든 소리를 웹사이트나 유튜브 등을 통해 쉽게 들어볼 수 있습니다.

그러나 이 기술들 중 어느 것도 시진(역자 주: 환자의 호흡을 관찰하는 것)을 대신할 수는 없습니다. 저는 때때로 방 건너편에서도 호흡기에 문제가 있는 환자를 알아차리곤 합니다. 호흡은 편안하게 이루어져야 합니다. 안정 시 성인은 평균적으로 1분에 12-20회의 호흡을 합니다. 통증이 있을 경우 호흡이 빨라질 수 있습니다. 숨쉬기 힘든 환자는 때로 몸을 앞으로 숙이고 팔을 다리나 의자의 팔걸이에 기대어 숨을 쉬기도 합니다. 어떤 경우에는 입술이 약간 파랗게 변하기도 하는데, 이는 몸에 산소가 충분하지 않다는 것을 의미합니다. 또한, 입술을 살짝 오므려 호흡하는 경우도 있습니다. 이렇게 숨을 쉬면 작은 기도가 열려 공기가 조금 더 쉽게 배출됩니다.

다른 신체 부위에서도 이상이 감지될 때가 있습니다. 예를 들어, '곤봉지 clubbing'라고 불리는 손가락 끝이 부풀어 오르는 현상은 특정 폐질환(폐에 흉터가 많은 경우 등)에서 관찰할 수 있습니다. 이 독특한 현상은 폐에 이상이 발생하고 나서 2주 만에도 나타날 수 있습니다. 폐암은 쉰 목소리, 근육 소실, 림프절 비대, 간 비대, 피부 변색 등 다양한 이상을 일으킬 수 있습니다. 따라서 폐질환이 의심될 때는 전신을 꼼꼼히 살펴봐야 합니다.

폐기능검사

호흡기내과 의사들에게 폐기능검사는 폐질환을 진단하고 질병의 중증도를 확인하는 데 매우 중요한 도구입니다. 초기 폐활량 검사는 1800년대 초반, 의사이자 브리타니아 생명 보험사의 의료 평가자였던 존 허친슨John Hutchinson에 의해 시작되었습니다.[5] 당시 폐기능검사는 환자들이 물에 잠긴 종 모양의 기구에 연결된 관으로 숨을 불어 넣어 측정했으며, 배출된 공기의 양에 따라 종 모양의 기구가 물 위로 떠올랐습니다. 허치슨은 폐에서 나오는 공기의 양을 처음으로 측정한 사람은 아니지만, 이를 '폐활량vital capacity'이라 부른 첫 번째 인물이었으며, 이 용어는 지금까지 널리 사용되고 있습니다. 하지만 당시에는 이 발견이 크게 주목받지 못했습니다. 허치슨이 사망한 후 폐기능검사에 대한 관심은 사그라들었고, 20세기에 들어서야 여러 사회적 요인에 의해 폐기능검사가 다시 주목받기 시작했습니다. 1차 세계

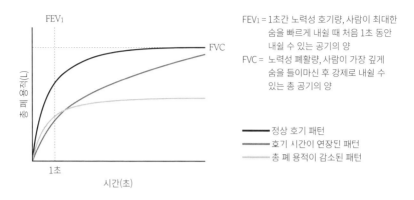

폐기능검사 패턴은 폐질환을 진단하는 데 도움을 줍니다. 시간에 따른 호기량을 나타낸 그래프는 정상 호기 패턴, 천식이나 만성폐쇄성폐질환과 같은 폐쇄성 폐질환 환자에게서 나타나는 호기 시간이 연장된 패턴, 그리고 폐섬유증과 같은 제한성 폐질환에서 나타나는 총 폐 용적이 감소된 패턴을 각각 보여줍니다.

대전 당시 조종사들이 고도 비행 시 호흡곤란을 겪었고, 산업혁명으로 인해 다양한 폐질환이 발생하였으며, 담배의 상업화로 인해 담배가 폐질환을 유발할 수 있다는 사실이 알려지기 시작했습니다.

후속 연구를 통해 의사들은 천식과 만성폐쇄성폐질환과 같은 호흡기 질환들이 단순히 폐활량의 문제가 아니라, 폐에서 공기를 배출해 내는 속도와 밀접하게 연관되어 있다는 것을 깨달았습니다. 폐 안에 공기가 갇혀 잘 배출되지 않는 폐질환을 '폐쇄성' 폐질환이라고 부릅니다. 1947년, 프랑스의 의사 로버트 티페노Robert Tiffeneau와 앙드레 피넬리André Pinelli는 1초간 노력성 호기량forced expiratory volume in 1 second, FEV1이라는 개념을 도입하며, 폐활량 중 1초간 내뱉는 공기의 양이 가장 중요한 지표일 수 있다고 주장했습니다. 오늘날 이는 폐활량 측정 결과의 주요 지표 중 하나입니다. 현재는 초음파를 이용해 공기 흐름 속도를 측정하고 이를 계산하는 전자 폐활량 측정기가 보급되어 있습니다. 검사 결과는 컴퓨터에 입력되며, 다음 그림에서 볼 수 있듯이 배출한 공기의 부피가 시간에 따른 그래프로 표시됩니다.

천식, 폐기종, 만성폐쇄성폐질환과 같은 질환에서는 폐활량 검사 결과가 폐쇄성 폐활량계 패턴을 보입니다. 이러한 질환이 있는 환자들은 숨을 완전히 내쉬는 데 오랜 시간이 걸립니다. 그 결과, 1초간 노력성 호기량과 노력성 폐활량forced vital capacity, FVC 사이의 비율FEV₁/FVC이 감소합니다. FEV_1은 기도의 좁아진 정도를 판단하는 데 도움이 되며, 이 값이 낮을수록 공기를 잘 내보내지 못하는 것을 의미합니다. FEV_1과 FVC가 모두 감소했지만, 비율이 정상이라면 이는 제한성 폐활량계 패턴으로 해석되며, 폐섬유증과 같은 질환이 원인일 수 있습니다. 성별과 키 등을 이용한 예측식을 통해, 환자가 건강한 상태라면 어느 정도의 폐활량을 가질지를 예측하고, 이를 측정된 값과 비교해 볼 수 있습니다.

폐기능 측정에 사용되는 또 다른 장비에는 '신체 박스body box'라고 불리는 체적변동기록기plethysmograph가 있습니다. 이 장비 안에는 마우스피스가 장착된 작은 전화 부스 크기의 밀폐된 공간이 존재합니다. 환자가 이 장비 안에 앉아 마우스피스를 물고 호흡을 하며, 입안과 상자 내부의 압력 변화를 기반으로 폐 안의 공기량을 계산합니다. 이 방법으로 총 폐용량total lung capacity, TLC과 잔기량residual volume, RV을 측정할 수 있습니다. 폐기종 환자는 폐가 탄성을 잃어 총 폐용량과 잔기량이 증가합니다. 반면, 간질성 폐질환 환자는 폐가 단단해져 총 폐용량이 감소합니다. 흉벽의 문제나 횡격막 기능 이상도 총 폐용량이 감소하는 원인이 됩니다.

폐기능검사실에서는 공기의 '확산 능력'도 측정할 수 있습니다. 여기에는 보통 일산화탄소 확산 능력diffusing capacity of the lung for carbon monoxide, DLCO 측정법을 이용합니다. 환자는 소량의 일산화탄소를 흡입하고, 흡입한 가스와 내쉰 가스 사이의 일산화탄소 농도 차이를 이용해 모세혈관의 표면적이 가스 교환에 충분한지를 알아봅니다. 저는 환자들에게 폐활량 검사는 폐 안으로 공기가 잘 들어가고 나오는지를, 일산화탄소 확산 능력은 폐 안의 공기가 혈액으로 잘 들어가는지를 알아보는 검사라고 설명합니다. 실제로 한 번은 낮은 일산화탄소 확산 능력이 확인된 환자에게서 위장관 출혈을 진단한 적이 있습니다. 빈혈로 인해 일산화탄소 가스 전달 능력이 떨어졌었고, 빈혈을 치료한 후 이 수치는 정상으로 돌아왔습니다.

폐질환이 운동 능력에 미치는 영향을 알기 위한 검사도 여러 가지가 있습니다. 가장 간단하고 널리 사용되는 검사는 6분 도보 검사6-minute walk test

입니다. 이 검사를 통해 환자가 얼마나 걸을 수 있는지와 걷는 동안 산소포화도 측정기로 혈중 산소 농도의 변화를 추적하여 산소 치료가 필요한지를 확인할 수 있습니다. 또한, 심폐운동부하검사cardiopulmonary exercise testing도 있습니다. 이 검사는 환자가 자전거나 러닝머신을 이용해 운동 강도를 조절하면서 폐와 심장의 기능 변화를 면밀히 살펴보는 방법입니다. 이를 통해 운동 장애가 폐나 심장 문제에서 비롯된 것인지, 아니면 다른 질환에 의한 것인지를 알 수 있습니다.

영상 검사

영상 기술의 발전은 호흡기학에도 큰 진전을 가져왔습니다. 1895년 빌헬름 뢴트겐Wilhelm Röntgen이 X선을 발견했다고 발표한 지 6개월 만에, 전쟁터에서 의사들은 X선을 이용해 부상당한 병사들의 몸에 박힌 총알을 찾아내기 시작했습니다. 그 이후로 우리는 X선에 대해 해박한 지식을 갖게 되었고, 그 장점과 단점도 잘 알게 되었습니다. 기본적으로 X선은 빛과 유사한 형태의 전자기 방사선입니다. 그러나 X선은 더 높은 에너지를 가지고 있어 신체를 통과할 수 있습니다.

　전통적으로 X선은 필름으로 확인했습니다. 필름이 X선에 직접 노출되면 검게 나타나고, 살이나 뼈를 통과한 X선이 필름에 닿으면 약간 하얗게 나타납니다. 과거에는 실제로 필름을 사용했지만, 최근에는 디지털 센서를 이용합니다(역자 주: 마치 필름 카메라에서 디지털 카메라로 전환된 것과 같습니다). 제가 수련을 받을 때는 환자의 모든 영상 자료를 큰 봉투에 넣어 가지고 다녔습니다. 인턴으로 병원에 근무하는 첫날, 수석 전공의가 저에게 아침 회진 때 발표할 환자들의 X선 '필름 봉투film jacket'를 찾아오라고 했습니다. 저는 그 '봉투'들을 찾기 위해 병원 지하로 향했습니다. 인턴을 시작하고 첫 달에 회진에 참여하며 받는 압박감은 실로 엄청났습니다. 마치 미로 속을 헤매는 쥐처럼, 저는 X선 필름들을 모으기 위해 필사적으로 지하 복도를 달리고 또 달렸습니다. 30분 후, 몇 차례 눈물을 참아가며 결국 모든 필름을 다 찾았습니다. 당시 수집했던 X선 필름에 무엇이 찍혀 있었는지는 지금 전혀 기억나지 않지만, 호흡기내과 펠로우를 마칠 즈음에는, 병원의 모든 컴퓨터에 디지털 영상 장치가 도입되었던 것은 확실히 기억합니다. 이 제, 우리는 어디서든 X선 사진을 볼 수 있고, 다른 병원으로 사진을 보낼 수 있으며, 사진을 확대해 볼 수도 있습니다.

흉부X선 검사는 호흡기내과 의사들이 진료할 때 이용하는 가장 기본적인 검사입니다. 여전히 많은 환자들이 병원에서 받는 첫 번째 검사는 흉부 X선 촬영입니다. 흉부X선 검사는 측면lateral 뷰, 후전면posteroanterior 뷰, 전후면anteroposterior 뷰가 있으며, 디지털 감지기가 어디에 위치해 있는지에 따라 명칭이 결정됩니다. 흉부는 부드러운 폐로 가득 차 있고, 중심부에는 밀도가 높은 심장과 연조직이 있어 한 장의 영상으로 그 구조를 파악하기 매우 어렵습니다. 적절한 음영을 확보하는 것은 필름에서 매우 어려운 부분이었으나, 디지털 영상이 도입되면서 훨씬 쉬워졌습니다.

흉부X선 검사는 매우 유용한 검사로, 폐렴과 같은 폐 실질의 이상과 폐부종과 흉수와 같은 그 주변의 이상을 손쉽게 확인할 수 있습니다. 또한 기흉이나 일부 폐암도 확인할 수 있습니다. 사람은 눈에 띄는 이상한 점에 주로 집중하는 경향이 있어 중요한 다른 부분을 놓칠 수 있습니다. 그래서 영상의학과 의사들은 X선 판독법을 체계화하여 모든 구조를 꼼꼼히 살펴봅니다. 오늘날에도 흉부X선 검사는 호흡기내과 의사들에게 환자를 검사하는 데 필요한 가장 중요한 검사 중 하나입니다.

흉부X선 검사는 폐의 앞면과 측면만을 볼 수 있게 해주는 반면, 흉부 CT 는 몸을 가로로 자르는 단면의 사진을 제공하여 훨씬 더 많은 정보를 제공합니다. 흉부 CT 기계는 도넛 모양으로 생겼으며, 환자가 긴 테이블에 누워서 그 도넛 모양을 통과하며 사진을 찍게 됩니다. 도넛의 내부 한쪽에는 X선 발생 장치가, 다른 한쪽에는 X선 감지기가 장착되어 있습니다. CT가 작동하면 부채꼴 모양의 X선 광선이 환자를 통과하여 감지기에 검출됩니다. 도넛 모양의 장치가 환자 주위를 회전하며 한 번 돌 때마다 약 천 개의 사진을 만들어 냅니다. 그리고 컴퓨터를 이용해 이 사진들을 재조합하여 우리 몸을 1-10 mm의 두께로 가로로 자른 사진을 얻게 됩니다.

　호흡기내과 의사는 흉부 CT 검사를 통해 폐에 어떤 형태의 이상이 있는지, 그 범위가 어느 정도인지 등의 많은 정보를 얻을 수 있습니다. 흉부 X선 검사에서 잘 보이지 않던 폐렴이 흉부 CT 검사에서는 보이는 경우가 흔합니다. 폐기종이 있을 때는 폐가 좀먹힌 것 같은 모양으로 나타납니다. 천식이 있을 때는 소기도 질환의 특징인 공기걸림^{air trapping}을 관찰할 수 있습니다. 또한, 염증이 있을 때는 폐의 일부가 약간 흐릿하게 보이는데, 이때 흐린 부분(CT 검사에서 하얗게 보이는)이 심하지 않아 폐의 구조물을 가릴 정도가 아닐 경우, 이를 '간유리^{ground glass}'라고 합니다. 다양한 형태의 흉터들이 보일 수도 있으며, 이는 간질성 폐질환의 가능성을 시사합니다. 또한, 림프절이 커지거나 혈관에 혈전이 있거나, 흉수가 차는 등의 이상 소견이 나타날 수도 있습니다. 조영제^{contrast}를 정맥으로 투여하면 이러한 이상 소견들이 더욱 명확하게 보입니다. 그러나 이러한 이상을 판독하는 사람은 영상의학과 의사입니다. 영상의학과 의사들이 영상만으로 진단을 내릴 수도 있으나, 대부분의 경우 확진을 내리기에는 부족합니다.

　또 다른 종류의 검사들이 사용되기도 합니다. 폐 초음파는 폐 안에 물이 얼마나 고여 있는지를 쉽게 확인할 수 있으며, 이를 통해 흉강 내로 바늘을 찔러 흉수 천자를 손쉽게 할 수 있습니다. 또한, 환기-관류 스캔^{V/Q scan}이라는 검사도 있습니다. 검사를 위해 두 종류의 방사성 추적자를 사용합니다. 하나는 폐에서 환기가 잘 되는 부분^{ventilated, V}을 관찰하기 위해 흡입되며, 다른 하나는 혈액으로 주입되어 폐에서 혈류가 가장 잘 흐르는 부분(프랑스어로 '수량'을 의미하는 quantité에서 유래한 Q)을 보여줍니다. 이 검사는 폐 수술 전에 수술 계획을 세우는 데 유용하게 사용됩니다. 또한, 흉부 CT보다 해석하기 어렵지만, 조영제를 사용하지 않아 부작용이 적어 신장이 좋지 않은 환자의 폐혈전증을 확인하기 위해 이용됩니다. 자기공명영상^{mag-netic resonance imaging, MRI}은 폐를 검사하는 데 잘 쓰이지 않습니다. 자기공명영상은 주로 물에 포함된 양성자를 식별하는 원리를 이용하는데, 폐에는 물이 거의 없어 폐 구조를 파악하는 데 흉부 CT보다 유용성이 떨어집니다. 하지만 폐질환의 특정 요소를 확인하기 위해 자기공명영상을 이용하는 방법들이 연구되고 있습니다. 마지막으로, 양전자방출단층촬영positron emission tomography, PET은 방사성 표지된 포도당을 이용해 빠르게 증식하는 세포를 확인하여 암의 존재를 확인하는 데 이용됩니다.

기관지내시경

광섬유 카메라가 달린 긴 막대처럼 생긴 기관지내시경을 코나 입으로 삽입하여 성대를 지나 폐까지 넣으면 기관지 상태를 확인하거나 가래를 채취할 수 있습니다. 기관지내시경의 직경은 약 6 mm로 아주 작은 기관지까지는 관찰할 수 없습니다. 또한 내시경에는 액체를 넣거나 빼낼 수 있는 작은 구멍이 있습니다. 이 구멍을 통해 생리식염수로 폐를 세척(기관지폐포세척술 bronchoalveolar lavage, BAL)하고 회수하여 세균이나 바이러스를 찾아낼 수 있습니다. 이 과정에서 떨어져 나온 폐 세포들을 분석하여 특정 유형의 염증을 알아낼 수도 있습니다. 내시경을 통해 볼펜 심 정도 크기의 집게를 집어 넣어 폐 조직검사를 시행할 수 있습니다. 그러나 작은 집게로 얻는 조직은 매우 작아, 수술로 얻는 조직검사보다 정확도가 떨어집니다. 냉동 탐침cryo-probe을 이용한 폐냉동생검을 이용하여 더 큰 조직을 얻을 수도 있지만, 출혈의 위험성은 더 높습니다. 최근 몇 년 동안 실시간으로 폐를 지도화하여 3차원 네비게이션을 통해 보다 정확하게 조직검사를 할 수 있는 기술이 개발되었습니다. 그러나 내시경으로 조직검사가 어려울 경우, 흉부 CT를 보면서 폐 밖에서 긴 바늘을 찔러 넣어 조직검사를 합니다. 이 검사법은 내시경보다 출혈이나 기흉이 발생할 위험성이 더 큽니다.

기관지초음파내시경endobronchial ultrasound bronchoscopy, EBUS을 사용하여 바늘을 기관지 주변 림프절로 찔러 넣어 조직검사를 할 수도 있습니다. 주로 폐암에서 림프절 전이가 있을 때 이 검사를 시행합니다. 폐 조직검사에는 여러 가지 방법이 있으며, 어느 한 가지 방법이 가장 좋다고 말하기는 어렵습니다. 올바른 검사를 위해서는 환자의 상태를 적절히 판단할 수 있는 경험과 판단력이 중요합니다.

한번은 친구가 흉부 CT에서 이상 소견이 있다고 저에게 전화를 했습니다. 그녀의 주치의는 처음에 암을 의심했고, 흔히 PET-CT라 불리는 양전자방출단층촬영이라는 추가 검사를 권유했습니다. 양전자방출단층촬영에서 암일 경우 병변의 색이 밝게 변하는데, 그녀의 병변에는 큰 변화가 없었기 때문에 암이 아닐 가능성이 높다는 의견을 받았습니다. 그러나 이전 CT 사진과 비교했을 때, 이 병변은 천천히 자라고 있었습니다. 천천히 자라는 병변은 양전자방출단층촬영에서 암처럼 밝게 빛나지 않을 수 있습니다. 다학제 회의에서 논의한 결과, 3차원 네비게이션 유도하 기관지내시경 조직검사를 하기로 했습니다. 조직검사 결과 암으로 확인되었고, 제 친구는 성공적으로 암 수술을 받았습니다. 결론적으로, 검사를 아무리 잘하더라도 이를 해석하는 의사의 역량에 따라 결과가 달라질 수 있습니다. 환자에게는 최신 검사법뿐만 아니라, 검사 결과를 환자의 상황에 맞춰 해석할 수 있는 숙련된 의사가 필요합니다.

주요 폐질환에 대한 짧은 안내서

폐질환을 진단하는 것은 의학의 다른 분야들과 마찬가지로 과학에 예술이 더해져 완성됩니다. 우리의 몸은 상상할 수 없을 정도로 복잡하며, 가장 뛰어난 의사조차도 모든 것을 알 수는 없습니다. 제가 지침으로 삼고 있는 호흡기학 교과서는 약 1,000페이지에 달하지만, 종종 책에서 답을 얻을 수 없는 질환을 가진 환자들을 만나곤 합니다. 이 장의 목표는 만성 폐질환의 주요 범주에 대한 개요를 제공하는 것인데, 모든 호흡기내과 의사들은 이 기본 뼈대부터 시작합니다.

천식

천식은 오늘날 가장 흔한 호흡기 질환 중 하나입니다. 대략 13명 중 1명이 천식을 앓고 있으며, 성인보다 어린이에서 더 흔합니다. 천식의 유병률은 1950년대부터 꾸준히 증가해 왔지만, 그 이유는 아직 명확히 밝혀지지 않았습니다. 천식은 기도의 염증성 질환입니다. 오랫동안 천식은 특정 알레르겐에 면역체계가 반응하여 만들어낸 알레르기성 염증에 의해 발생한다고 여겨졌습니다. 이러한 염증성 변화는 일반적으로 호산구라는 특화된 백혈구와 면역글로불린 E의 증가를 동반하며, 실제로 천식 환자에서 호산구와 면역글로불린 E의 증가가 자주 관찰됩니다. 그러나 이제는 모든 천식 환자가 알레르기성 염증을 갖고 있는 것은 아니라는 사실이 밝혀졌습니다.

그렇다면 왜 이렇게 많은 사람들이 천식을 앓게 되는 것일까요? 위생 가설이라고 불리는 한 이론은 위생 상태의 개선이 생애 초기 미생물 노출을 감소시켰고, 이로 인해 면역 시스템이 알레르기 질환에 취약한 쪽으로 변했다고 주장합니다. 다른 가설은 단열재와 카펫의 사용의 증가와 더불어 실내에서 더 많은 시간을 보내는 것이 집먼지 진드기와 같은 알레르겐에 대한 노출을 증가시켰다고 주장합니다. 대기 오염의 증가 또는 신체 활동의 감소 또한 역할을 했다고 주장하는 이론들도 있습니다. 이들 중 어느 하나가 단독 원인이라고 단정 지을 수는 없으며, 모든 요인이 관련되어 있을 가능성이 큽니다. 어떤 이유에서든, 현재 2,500만 명 이상의 미국인을 포함하여 전 세계적으로 3억 명 이상의 사람들이 천식을 앓고 있는 것으로 추산됩니다.

더욱 놀라운 사실도 있습니다. 미국 보건복지부US Department of Health and Human Service에 따르면, 흑인이 천식으로 사망할 확률이 백인보다 세 배나 더 높다는 점입니다. 흑인 어린이의 사망률은 백인 어린이보다 10배 더 높고, 흑인 여성은 백인보다 천식을 앓을 확률이 20% 더 높습니다. 왜 흑인에서 천식이 더 심하게 나타나는지에 대해서는 원인이 명확히 밝혀지지 않았습니다. 하지만 이들 자료는 특히 흑인 어린이의 천식을 조기에 발견하고 치료하는 것이 중요하다는 점을 강조하고 있습니다.

임상 증상과 진단

만성적인 기도 염증으로 인해 천식 환자들은 쌕쌕거림, 호흡곤란, 가슴 답답함, 기침 등의 증상을 경험합니다. 이러한 증상은 밤에 더 심해질 수 있으며, 평소에는 괜찮다가 특정 유발 요인에 노출된 후에만 나타나기도 합니다. 천식 증상을 유발하는 흔한 요인에는 운동, 차가운 공기와 같은 직접적인 기도 자극원, 집먼지 진드기, 동물 털, 꽃가루 등의 흡입 알레르겐이 있습니다. 환자의 증상이 속효성 기관지 확장제 알부테롤albuterol(역자 주: 벤

톨린^{ventolin})이나 경구 또는 주사 스테로이드를 사용해야 할 정도로 악화되는 경우, 이를 천식의 급성 악화라고 합니다. 많은 사람들이 천식은 유년기에 시작한다고 알려져 있지만, 일생에 걸쳐 천식의 경과는 꽤나 다양하게 나타날 수 있습니다. 유년기에는 여아보다 남아에서 천식이 더 흔한 편이지만, 사춘기 동안 이러한 경향성은 사라집니다. 성인이 되면 여성의 천식 비율이 남성보다 높아집니다. 중년 또는 노년기에도 천식이 발생할 수도 있지만, 나이가 들수록 심장 질환을 포함한 다른 만성 질환이 흔히 동반되므로 다른 질환에 의한 증상인지 꼼꼼히 살펴봐야 합니다.

천식에 합당한 증상과 천식 진단 기준에 부합하는 폐기능검사 결과가 있고, 다른 진단의 가능성이 없을 때 천식을 확진할 수 있습니다. 폐기능검사에서 기류제한이 관찰될 수도 있습니다. 이 경우, 일반적으로 기관지확장제를 단기간 투여하거나 흡입 스테로이드와 같은 항염증제를 몇 주간 투여한 후에 기류제한이 사라지는지를 관찰합니다. 환자가 별다른 증상을 보이지 않을 때는 천식이 있더라도 폐기능검사가 정상으로 나타날 수 있습니다. 이 경우 화학적 자극제를 투여하여 기도 수축을 유발하는 방법으로 천식을 확진할 수 있습니다. 때때로 최고 호기 유속계를 이용하여 숨을 세게 내쉴 때의 최고 속도를 시간 경과에 따라 측정하여 천식을 진단하기도 합니다. 호흡기내과 의사들은 천식 조절 테스트^{Asthma Control Test, ACT}라는 설문지를 사용하여 환자의 증상이 얼마나 잘 조절되고 있는지 객관적으로 확인하기도 합니다.

치료

천식의 치료 목표는 증상을 조절하고 악화를 예방하는 것입니다. 낮과 밤 동안 천식 증상이 얼마나 있었는지, 지난 1년 동안 경구 스테로이드를 복용할 정도로 악화된 적이 있었는지, 폐기능이 얼마나 나쁜지를 토대로 천식의 중증도를 결정합니다. 대부분의 환자는 천식을 안정적으로 조절하기 위해 흡입 스테로이드가 필요합니다. 좀 더 증상이 있다면, 지속성 기관지 확장제를 추가할 수 있습니다. 현재 기관지 확장제는 두 가지 종류가 있습니다. 하나는 베타 수용체를 활성시켜 기관지를 확장시키는 베타 작용제이고, 다른 하나는 콜린성 수용체를 억제하여 기관지를 확장시키는 무스카린 차단제입니다. 이 두 기관지 확장제는 작용 시간에 따라 속효성과 지속성으로 분류됩니다. 속효성 기관지 확장제는 일반적으로 필요할 때만 사용하는 '응급용' 흡입기로 사용됩니다. '유지' 요법으로 사용되는 지속성 기관지 확장제는 하루 종일 기도 개방성을 유지하는 데 도움을 줍니다. 흡입 스테로이드와 기관지 확장제에 추가할 수 있는 치료제'add-on' therapy로는 알레르기 염증을 차단할 수 있는 항히스타민제와 류코트리엔 길항제가 있습니다. 그리고 일부 경도 또는 중등도 천식 환자 중 꽃가루나 집먼지 진드기에 알레르기가 있는 경우, 알레르기 주사 면역 요법이나 설하 면역 요법을 고려해볼 수 있습니다. 이러한 면역 치료(알러지 주사allergy shot)는 일반적으로 매우 긴 시간이 소요되며, 한편으로는 이득이 불분명하다고 보고한 연구도 있습니다.

중증 천식 환자들의 치료는 다소 특별하고 복잡할 수 있습니다. 최근 몇년 동안 천식 치료를 위해 새롭게 주사 치료제(생물학적 제제biologics)가 등장했습니다. 생물학적 제제는 살아 있는 유기체로부터 만들어진 치료제입니다. 대부분의 생물학적 제제는 세포의 수용체나 특정 염증 단백질에 부착하여 그 활성을 차단하는 항체입니다. 약물은 주로 피하 주사로 투여됩니다. 알레르기 염증과 관련된 경로를 차단하는 데 효과적인 생물학적 제제가 많지만, 스테로이드 의존성을 줄여주는 약물도 있습니다. 약물이 잘 맞으면 환자는 생물학적 제제를 사용함으로써 증상과 악화 빈도가 극적으로 개선되는 경험을 할 수 있습니다.

마지막으로, 기관지 열성형술bronchial thermoplasty은 폐의 일부에 고주파 에너지를 조사하는 치료법입니다. 이 치료법은 흡입제로 잘 조절되지 않는 성인 중증 천식 환자를 위해 미국과 유럽에서 허가되었습니다. 그러나, 임상 시험에서 아주 심한 천식 환자는 제외되었으며, 시술 후 치료 효과가 장기간 유지되는지는 불분명합니다.

만성폐쇄성폐질환 - COPD

만성폐쇄성폐질환은 매우 흔하지만 생소하며, 많은 사람을 혼란스럽게 하는 질환입니다. 전 세계 사망 원인의 세 번째를 차지하는 만성폐쇄성폐질환은 주로 유해 입자나 가스에 노출되어 세기관지에 염증이 생기고 폐포가 파괴되어 발생합니다. 세기관지의 염증은 과도한 점액 생성으로 인한 가래와 기침이 특징적인 만성 기관지염을 일으키고, 폐포의 파괴는 폐기종을 일으킵니다. 만성 기관지염과 폐기종 모두 크게 보면 만성폐쇄성폐질환에 속하는 질환입니다. 만성폐쇄성폐질환 발생에 가장 큰 영향을 미치는 것은 흡연입니다. 하지만 전체 만성폐쇄성폐질환 환자의 약 4분의 1은 담배를 전혀 피운 적이 없는 것으로 알려져 있습니다. 흡연력이 없는 경우, 만성폐쇄성폐질환은 간접 흡연과 먼지, 가스, 연기 등의 직업적 노출에 의해 발생합니다. 또한, 환기가 열악한 환경에서 음식을 조리하고 난방을 위해 바이오매스 연료(나무, 고형 폐기물과 같은 비화석 탄소 기반 연료)를 사용하는 것도 만성폐쇄성폐질환의 원인이 될 수 있습니다. 이는 특히 여성에게서 발생하는 만성폐쇄성폐질환의 주요 원인으로 알려져 있습니다. 현재 전 세계적으로 약 30억 명의 사람들이 바이오매스 연료를 이용해 음식을 조리하고 난방을 한다고 합니다. 미국에서도 약 250만 가구가 이러한 방식으로 난방을 하며, 주로 농촌 지역이나 저소득층에서 흔합니다.[1]

유전적 요인도 만성폐쇄성폐질환의 발생에 영향을 미칩니다. 여러 유전자가 영향을 미치지만, 그중 가장 유명한 유전자는 알파-1 안티트립신 단백질을 암호화하는 유전자입니다. 알파-1 안티트립신은 간에서 생성되는 단백질로, 백혈구의 일종인 호중구의 산물인 엘라스타제elastase를 분해합니다. 엘라스타제는 세균을 죽이는 데 도움을 주지만, 알파-1 안티트립신 결핍증과 같이 엘라스타제를 조절하지 못하면 오히려 폐가 손상되고 결국 폐기종이 발생하게 됩니다.

임상 증상과 진단

만성폐쇄성폐질환의 초기에는 아무런 증상이 없을 수도 있습니다. 환자들은 간혹 가래를 동반한 기침이나 운동 시 가벼운 호흡곤란을 경험할 수도 있습니다. 그러나 폐활량 측정 결과가 비정상적으로 나타나기 전에도 많은 환자에게 중요한 흉부 CT 이상 소견이 존재한다는 것이 이제는 여러 연구를 통해 밝혀졌습니다. 기관지에 염증이 생기면 폐가 파괴되고, 공기가 폐에 갇히기 시작합니다. 소기도에서 공기 흐름에 대한 저항이 증가하고 폐의 탄성 회복력이 감소하기 때문입니다. 폐가 더 손상되면 혈중 산소 농도가 떨어지고 이산화탄소 수치가 올라갑니다. 천식과 마찬가지로 만성폐쇄성폐질환 환자들은 주기적으로 급성 악화를 경험하며, 이때 항생제와 스테로이드를 사용하게 됩니다.

만성폐쇄성폐질환은 전형적인 병력과 함께 폐기능검사에서 '고정된' 기류제한을 보일 때 진단할 수 있습니다. 반면 천식에서는 '가변적인' 기류제한이 더 흔하게 나타납니다. 고정된 기류제한은 폐활량 검사를 언제 시행하든(좋은 날이든 나쁜 날이든) 그리고 기도 개방을 위해 얼마나 많은 약물을 투여하든, 폐활량 검사에서 어느 정도의 기류제한이 존재한다는 것을 의미합니다. 보다 다양한 종류의 폐기능검사를 해보면 폐가 과팽창되어 있고, 공기가 폐에 갇혀 호기 말에도 잘 배출되지 않는 것을 확인할 수 있습니다. 안타깝게도, 미국에서는 만성폐쇄성폐질환으로 진단받은 환자의 3분의 1만이 폐기능검사를 받은 적이 있습니다.[2] 따라서 만성폐쇄성폐질환에 대한 과소 진단과 과대 진단의 가능성을 항상 염두에 두어야 합니다. 한 연구에 따르면 만성폐쇄성폐질환 환자 중 절반 이상이 제대로 진단받지 못했을 가능성이 있다고 합니다.

천식처럼 간단한 설문지(만성폐쇄성폐질환 평가 테스트[COPD Assessment Test, CAT])를 통해 증상을 평가할 수 있습니다. 이 설문지를 통해 환자의 증상이 얼마나 심한지 객관적으로 평가할 수 있습니다. 현재 만성폐쇄성폐질환을 진단하는 데 흉부 CT가 필수는 아니지만, 흉부 CT 검사를 통해 폐암 스크리닝을 하고 다양한 치료 전략을 수립할 수 있습니다.

치료

흡연자에게 금연의 적기는 없습니다. 금연은 담배로 유발된 만성폐쇄성폐질환의 최상의 치료법입니다. 집이나 직장의 공기질이 나쁘다면 이를 개선하려는 노력이 필요합니다. 그 예로, 먼지가 많은 작업장에서 마스크를 착용하거나 간접흡연을 피하는 것을 들 수 있습니다. 수년간 만성폐쇄성폐질환 치료에서 가장 중요한 약물은 흡입용 기관지 확장제였습니다. 기관지 확장제는 폐기능을 개선시키고 증상을 완화해 줍니다. 흡입용 스테로이드는 폐기능과 증상 개선에 도움이 될 수 있지만, 특히 혈중 호산구 수치가 높은 환자의 악화 감소에 가장 효과적일 수 있습니다. 최근 연구들은 빈번한 악화를 겪는 환자들이 두 종류의 기관지 확장제와 흡입 스테로이드를 병합한 삼제 요법을 사용하면 생존율 또한 향상된다고 보고하고 있습니다.

알파-1 안티트립신 결핍증 환자의 경우, 주사로 이 효소를 보충하면 폐기능을 유지하는 데 도움이 될 수 있습니다. 안정 시에도 산소 농도가 현저히 낮은 환자들(산소 포화도 88% 이하)은 가정 산소 등을 이용하여 장기 산소 치료를 시행하면 생존율이 향상되는 것으로 나타났습니다. 반면, 경미하게 산소 농도가 낮거나 활동 시에만 산소 포화도가 떨어지는 환자의 경우, 장기 산소 치료가 예후를 개선시킨다는 확실한 증거는 없습니다.[3] 하지만 증상 개선 등의 이유로 빈번히 처방되고 있습니다.

만성폐쇄성폐질환의 치료에서 약물을 제외한 최고의 치료법은 호흡 재활입니다. 호흡 재활은 의료진의 감독하에 이루어지는 운동 및 교육 프로그램으로, 호흡기 증상과 운동 능력을 개선시킵니다.

몇 가지 보다 침습적인 치료법도 있습니다. 폐 용적 축소 수술lung volume reduction surgery, LVRS은 주로 폐의 상부에 폐기종이 있는 환자를 대상으로 하는 수술로, 폐의 상부를 제거하여 폐의 기능적 역학을 개선시켜 호흡곤란을 개선하는 데 목적이 있습니다. 폐기종이 제거되면 횡격막이 정상적인 위치에 가까워집니다.

최근에는 폐기종을 축소시키는 일방향 밸브가 미국과 유럽에서 사용 승인을 받아 사용되고 있습니다. 이 시술은 호흡 역학을 개선해 호흡곤란을 줄이고 운동 능력을 향상시킵니다. 또한, 이 밸브는 기관지내시경으로 삽입이 가능해 수술을 피할 수 있다는 장점이 있습니다(역자 주: 한국에서도 사용 승인을 받았습니다). 한편, 이 모든 치료에 반응하지 않는 말기의 만성폐쇄성폐질환 환자에게는 폐 이식이 유일한 치료법입니다.

낭포성 섬유증

낭포성 섬유증cystic fibrosis, CF은 전 세계적으로 약 7만 명이 앓고 있는 유전질환으로, 흑인이나 아시아인보다는 주로 백인에게서 발견됩니다. 낭포성 섬유증은 주로 폐에 문제를 일으키는 것으로 알려져 있지만, 췌장, 위장관, 피부, 남성 생식 기관 등 여러 장기에도 영향을 미칩니다. 1650년경, 염분이 많은 땀을 흘리는 아이들이 일찍 사망한다는 보고가 있었으며, 이것이 낭포성 섬유증과 관련된 가장 오래된 기록입니다. 실제로 오래된 아일랜드 속담에는 "짠맛 나는 아기는 오래 살지 못한다"는 말이 있습니다. 이후 짠맛이 나는 땀이 염소를 내보내는 통로의 비정상적인 작동과 관련이 있을 수 있다는 가설이 제기되었습니다. 땀에서 염소 농도를 검사하는 것은 현재까지도 낭포성 섬유증 진단의 주요 방법 중 하나입니다.

낭포성 섬유증의 특징을 설명하는 첫 번째 보고서는 1938년에 발표되었고, 1946년에는 과학자들이 낭포성 섬유증이 열성 돌연변이에 의해 발생한다는 것을 알아냈습니다. 1980년대에 낭포성 섬유증을 유발하는 유전자가 염색체 7번에 위치하고 있음을 확인하였으며, 정확한 위치는 1989년에 밝혀졌습니다. 현재 우리는 낭포성 섬유증 막횡단 전도 조절자 cystic fibrosis transmembrane conductance regulator, CFTR 유전자가 기도를 덮고 있는 세포들로부터 염소 이온을 이동시키는 세포막 통로로 작용하는 단백질을 해독하는 코드를 가지고 있는 유전자라는 것을 알게 되었습니다. 이 유전자 내에서도 다양한 종류의 돌연변이가 발견되었으며, 모두 중요한 단백질의 결핍이나 오작동을 초래하는 것으로 알려져 있습니다.

임상 증상과 진단

염소와 중탄산염의 분비가 감소하면 끈적끈적한 기관지 분비물이 형성되어 섬모의 운동이 저하됩니다. 낭포성 섬유증 환자는 담즙과 췌장 소화 효소의 분비에도 문제가 발생할 수 있습니다. 이로 인해 간 질환, 영양 실조, 장 폐색 등이 발생할 수 있습니다. 낭포성 섬유증 환자가 겪는 가장 큰 문제는 만성 폐 감염입니다. 끈적한 분비물은 섬모 에스컬레이터가 작동하지 못하게 하고, 결국 기관지를 효과적으로 청소하지 못하도록 방해하여 세균을 제거할 수 없게 합니다. 대표적인 세균 중 하나인 녹농균은 바이오필름(생물막)을 생성하여 기도를 덮기 때문에 제거가 매우 어렵습니다. 폐기능검사에서는 기류제한이 관찰될 수 있으며, 기도가 확장되고 두꺼워지는 이른바 기관지확장증이 발생합니다. 기관지확장증은 물론 다른 폐질환에서도 동반될 수 있지만, 낭포성 섬유증 환자에서 흔히 나타납니다. 천식과 만성폐쇄성폐질환과 같은 다른 폐쇄성 폐질환과 유사하게, 낭포성 섬유증 환자도 급성 악화를 경험합니다.

　미국, 호주, 서유럽 국가들은 췌장의 손상을 반영하는 표지자인 면역반응 트립시노겐immunoreactive trypsinogen이라고 불리는 물질을 측정하는 낭포성 섬유증 조기 발견을 위한 신생아 선별 프로그램을 도입했습니다. 트립시노겐 수치가 비정상적으로 높으면 부비동, 폐, 위장관 분비물이나 땀에서 염소 농도를 측정해야 합니다. 염소 농도 측정으로 낭포성 섬유증을 진단하기 애매한 경우, 낭포성 섬유증 막횡단 전도 조절 유전자의 돌연변이가 있는지 검사하여 낭포성 섬유증을 확진하거나 배제합니다. 성인에서도 낭포성 섬유증이 의심되는 특징이 보일 경우 우선적으로 땀에서 염소 농도를 측정합니다. 최근에는 어떤 돌연변이를 가지고 있는지에 따라 사용 가능한 새로운 치료법이 개발되었습니다. 그러므로 향후에 특수한 치료를 받을 가능성이 있는 환자들은 모두 유전자 검사를 받는 것이 좋습니다.

치료

낭포성 섬유증 재단은 포괄적인 질병 관리를 위해 130개 이상의 진료 센터를 지원합니다. 이들 센터에서는 환자들이 최신의 표준 치료를 받을 수 있기 때문에, 가능하다면 이들 센터에서 낭포성 섬유증 치료를 받는 것이 좋습니다. 다른 호흡기 질환과 마찬가지로, 낭포성 섬유증에서도 기관지 확장제가 자주 사용됩니다. 만약 천식에서 주로 관찰되는 기도 과민성이 있는 경우, 낭포성 섬유증 환자에게도 흡입용 스테로이드가 도움이 될 수 있습니다.

낭포성 섬유증에만 쓰이는 치료법도 있습니다. 예를 들어, 고장성 식염수를 미스트 형태로 흡입하는 네뷸라이저 치료법은 점액을 분해하여 섬모의 기능을 회복시키는 데 도움을 줍니다. 또 다른 약물인 도르나제 알파^{Pulmo-}zyme®는 기관지 분비물의 DNA를 분해하여 점도를 낮추고 덜 끈적이게 만듭니다. 그리고 흡입 항생제도 자주 사용됩니다. 기관지 분비물을 물리적으로 제거하는 것도 낭포성 섬유증의 중요한 치료 방법 중 하나입니다. 여기에는 가슴을 물리적으로 두드리거나 진동시키는 방법, 진동 조끼, 그리고 폐를 기계적으로 진동시켜 분비물을 배출하기 쉽게 만드는 여러 장치들이 포함될 수 있습니다. 이렇게 물리적으로 가래를 제거하는 치료법을 기도 청결법이라고 합니다. 기도 청결법은 다른 원인에 의해 발생한 기관지확장증 환자들에게도 유용합니다. 규칙적인 운동도 가래를 묽게 하고 배출을 도울 수 있습니다. 때때로 환자분의 상태에 따라 경구 항생제나 흡입 항생제가 쓰이기도 합니다.

호흡기학의 가장 흥미로운 발전 중 하나는 낭포성 섬유증 막횡단 전도 조절자 조절제의 개발입니다. 이 약물들은 특정 돌연변이를 표적으로 삼아 막 단백질의 기능을 회복시킵니다. 특정 돌연변이를 가진 환자들은 이 혁신적인 치료법을 통해 삶의 질이 개선되고 수명이 크게 늘어날 것으로 보입니다. 현재 목표는 이 약물을 사용할 수 있는 가능한 많은 환자를 질병 조기에 찾아 치료를 시작하는 것입니다. 동시에, 아직 이 약물을 사용할 수 없는 환자들을 위해 새로운 치료법을 계속 개발해야 합니다.

간질성 폐질환

간질성 폐질환 interstitial lung disease, ILD 또는 미만성 실질성 폐질환 diffuse parenchymal lung disease 은 다양한 원인으로 인해 폐에 섬유화 등의 흉터가 생기는 질환들을 말합니다. 간질성 폐질환은 호흡기내과 의사들에게 진단과 치료가 어려운 질환으로 꼽힙니다. 일부 질환은 영상 검사에서 특정한 흉터 패턴을 보이나, 중증의 경우 원인과 관계없이 모두 비슷한 모습을 보이기도 합니다.

일부 간질성 폐질환의 경우 발생 원인을 찾을 수 있습니다. 예를 들어, 류마티스 관절염이나 루푸스와 같은 결체조직 질환이 있는 경우 간질성 폐질환이 발생할 수 있습니다. 또한, 석면이나 규소에 직업적 혹은 환경적으로 노출되거나 특정 항원을 흡입해서 (과민성 폐렴의 경우) 발생할 수도 있습니다. 암 치료에 사용되는 항암제와 방사선 치료도 폐섬유화를 일으킵니다. 류마티스 관절염 치료에 흔히 사용되는 메토트렉세이트나 부정맥 치료제인 아미오다론도 간질성 폐질환을 일으킬 수 있습니다.

다른 간질성 폐질환의 경우 원인을 명확히 찾을 수 없습니다. 대표적으로 특발성 폐섬유증 idiopathic pulmonary fibrosis, IPF 과 비특이성 간질성 폐렴 nonspecific interstitial pneumonia, NSIP 이 있으며, 이 두 질환은 현미경으로 폐조직을 살펴보면 각 질환에 대한 특징적인 소견을 발견할 수 있습니다. 비특이성 간질성 폐렴은 보통 특별한 원인이 없지만, 일부는 결체조직 질환과 관련이 있을 수 있습니다. 원인을 알 수 없는 간질성 폐질환에는 보다 급성 또는 아급성으로 나타나는 특발성 기질화 폐렴 cryptogenic organizing pneumonia, COP 과 급성 간질성 폐렴 acute interstitial pneumonia, AIP 이 포함됩니다. 특발성 기질화 폐렴은 감염의 증거 없이 폐의 여러 부위에서 폐렴과 같은 형태를 보이며, 급성 간질성 폐렴은 빠르게 진행하여 호흡부전을 유발합니다. 흡연은 만성폐쇄성폐질환과 폐암뿐만 아니라 간질성 폐질환도 일으킬 수 있습니다. 대표적으로 호흡 세기관지염 관련 간질성 폐질환respiratory bronchiolitis-associated interstitial lung disease, RBILD과 박리성 간질성 폐렴desquamative interstitial pneumonia, DIP이 있습니다.

드문 간질성 폐질환으로는 폐에 결절을 만드는 사르코이드증sarcoidosis이 있습니다. 사르코이드증은 특별한 치료 없이 호전되기도 하지만, 치료하지 않으면 진행하여 폐에 흉터를 남기는 경우도 있습니다. 그 밖에 림프관평활근종증, 폐 랑게르한스세포 조직구증, 호산구성 폐질환eosinophilic lung diseases, 과도한 계면활성제가 폐에 축적되는 폐포단백질증pulmonary alveolar proteinosis, PAP 등이 있습니다.

임상 증상과 진단

질환마다 증상이 조금씩 다르지만, 대다수의 간질성 폐질환은 서서히 진행되며, 질병이 상당히 진행되고 나서야 발견되는 경우가 많습니다. 간질성 폐질환의 주된 증상은 호흡곤란입니다. 특발성 폐섬유증 환자는 약을 먹어도 잘 조절되지 않는 마른기침이 흔합니다. 몇몇 간질성 폐질환은 독특한 증상을 나타내기도 합니다. 예를 들어, 사르코이드증은 폐 이외의 장기에도 영향을 미칠 수 있습니다. 사르코이드증은 종종 기관지가 갈라지는 폐문이라고 불리는 폐의 중앙 부분에서 림프절이 커져 흉부 X선에서 발견됩니다. 또한, 기침, 호흡곤란, 피로감, 체중 감소와 같은 증상들도 나타날 수 있습니다. 림프관평활근종증은 여성에게만 발생하는 드문 폐질환으로, 기흉이 나타날 수 있습니다.

병력 이외에, 간질성 폐질환을 진단하는 데 가장 중요한 도구 중 하나는 영상 검사입니다. 영상 검사의 이상 소견의 종류와 위치 모두 진단에 도움이 될 수 있습니다. 간질성 폐질환 초기에는 '간유리 음영ground glass opacification'이라는 소견이 나타납니다. 간유리 음영이란 흉부 CT에서 혈관과 같은 폐 구조물을 부분적으로 가리지만 완전히 가리지 않으며, 뿌옇게 보이는 부분을 말합니다. 간유리 음영은 여러 가지 원인에 의해 나타날 수 있습니다. 염증에 의해 나타날 수 있으며, 이 경우 적절히 치료하면 사라집니다. 또 다른 경우에는 폐 흉터로 인해 나타날 수 있습니다.

폐의 구조를 지탱하는 결합 조직이 영향을 받으면 '망상 음영reticular opacity'이 나타나며, 말기에는 '벌집 모양honeycombing'으로 보일 수도 있습니다. 정확한 진단을 위해 때때로 다학제 회의를 하게 되며, 이때 영상의학과 의사와 호흡기내과 의사의 역할이 특히 중요합니다. 조직검사가 필요할 경우 기관지내시경을 이용할 수도 있지만, 많은 조직이 필요할 경우 수술로 조직검사를 해야 할 수도 있습니다.

치료

특정 원인이 있는 간질성 폐질환은 그 원인을 치료하면 폐도 함께 호전될 수 있습니다. 결체조직 질환과 연관된 폐질환의 경우, 보통 스테로이드를 기반으로 치료하며, 필요시 추가적인 면역억제제를 사용합니다. 약물이나 환경에 노출되어 발생한 간질성 폐질환의 경우, 문제를 일으킨 원인을 피하는 것이 가장 중요합니다. 오랫동안 간질성 폐질환에 대한 일반적인 접근 방법은 스테로이드를 포함한 면역억제제였습니다. 그러나 2014년에 두 가지 약물인 닌테다닙nintedanib과 피르페니돈pirfenidone이 특발성 폐섬유증 치료제로 승인되었습니다. 이후 닌테다닙은 피부경화증scleroderma 관련 간질성 폐질환, 비특이성 간질성 폐렴, 만성 과민성 폐렴, 자가면역 간질성 폐질환 등 다양한 종류의 진행성 간질성 폐질환의 치료제로 승인되었습니다.

몇몇 간질성 폐질환은 고유의 치료법이 있습니다. 예를 들어, 림프관평활근종증은 결절성 경화증 복합체tuberous sclerosis complex, TSC 유전자의 돌연변이에 작용하는 면역억제제인 라파마이신 표적 단백질mechanistic target of rapamycin, mTOR 억제제를 사용합니다. 폐포단백질증의 초기 치료는 생리식염수로 폐를 세척하는 것입니다. 마취하에 왼쪽과 오른쪽 폐를 따로 인공호흡기로 환기할 수 있는 특수한 이중 기관지 관을 사용하여, 순차적으로 각 폐를 식염수로 채운 후 가능한 많은 액체를 다시 제거합니다. 이 방법은 축적된 계면활성제를 세척하는 데 도움이 됩니다. 과립구 대식세포 콜로니 자극 인자granulocyte-macrophage colony-stimulating factor, GM-CSF라는 단백질을 투여하는 것도 폐포단백질증에 효과가 있을 수 있습니다. 모든 간질성 폐질환의 치료는 면밀한 모니터링과 세밀한 약물 조절이 필요합니다.

폐암

폐암은 암으로 인한 사망 통계에서 항상 상위권을 차지하는 암입니다. 오랫동안 흡연을 한 사람들의 약 10%는 결국 폐암을 진단받게 됩니다. 다행히 최근 몇 년 동안 성인 흡연율은 감소하고 있지만, 비흡연자에게서도 폐암이 발생하고 있으며, 전체 폐암 환자의 약 10-15%는 흡연을 한번도 하지 않은 사람들입니다. 비흡연자 중에서는 여성이 남성보다 폐암이 더 잘 발생하는 것으로 알려져 있습니다.[4] 예를 들어, 미국에서 여성 폐암 환자 중 20%는 흡연을 한 적이 없는 사람으로, 그 비율이 상당합니다.[5] 담배를 피우지 않는 사람들에게서 왜 폐암이 발생할까요? 한 가지 이유로 설명할 수는 없으나, 간접 흡연은 분명히 영향을 미칠 것입니다. 그 외에도 대기 오염, 라돈에 대한 노출, 그리고 유전적인 요인도 영향을 미쳤을 수 있습니다. 다른 염증성 폐질환도 폐암의 발생을 증가시킵니다. 이러한 폐질환으로는 대표적으로 폐섬유증과 폐기종이 있습니다. 특이한 점은 흑인 여성과 백인 여성의 폐암 발병률과 사망률에는 큰 차이가 없으나, 흑인 남성의 경우 두 가지 모두 백인 남성보다 현저히 높다는 것입니다.

폐암은 세포 유형에 따라 여러 종류로 나눌 수 있습니다. 대표적으로 폐선암adenocarcinoma은 폐 기도에 존재하는 점액을 생성하는 세포에서 발생하는 암으로, 미국에서 전체 폐암 중 약 40%를 차지하는 가장 흔한 폐암입니다. 편평세포암squamous cell carcinoma은 두 번째로 흔한 폐암으로, 주로 기관지 중심부의 상피세포에서 발생하며, 약 20%의 폐암이 편평세포암입니다. 소세포암small cell lung cancer은 미국에서 전체 폐암의 15%를 차지하며, 흡연과 매우 밀접한 연관이 있습니다. 대세포암large cell carcinoma은 선암과 편평세포암으로 분류할 수 있는 특징이 없는 암이며, 폐암의 3% 정도를 차지합니다. 마지막으로, 폐암의 1-2%를 차지하는 유암종carcinoid tumor은 어린이에게 발견되는 폐종양의 다수를 차지합니다. 보통은 양성으로 여겨지고 흡연과 관계가 없습니다.

임상 증상과 진단

대부분의 폐암 환자는 초기에는 증상이 없어, 상당히 진행된 후에야 진단받는 경우가 많습니다. 가끔은 다른 이유로 흉부 영상 검사를 받다가 우연히 폐암을 조기에 발견하기도 합니다. 주요 증상으로는 기침, 호흡곤란, 객혈, 체중 감소 등이 있습니다. 폐암 고위험군에서 시행한 선별검사 연구에 따르면, 약 40% 정도가 폐암 진단 당시 증상을 보이고 있었습니다. 그러나 연구가 아닌 실제 진료 현장에서는 폐암을 진단받은 환자 중 75% 이상이 폐암 진단 당시 이미 증상을 보이고 있는데, 이는 폐암이 조기 발견되는 경우가 드물다는 것을 의미합니다. 최근 대규모 연구에서 저선량 흉부 CT를 이용한 폐암 선별검사가 폐암 고위험군에서 사망률을 줄일 수 있다는 결과가 발표되었습니다. 흉부 CT는 흉부X선 검사로는 발견되지 않는 폐암을 찾아낼 수 있습니다. 국가폐암검진 연구National Lung Screening Trial, NLST는 폐암 검진이 사망률을 낮출 수 있다는 것을 입증한 최초의 대규모 무작위 대조 시험 연구입니다. 미국에서는 현재 증상이 없는 55세에서 77세 사이의 흡연자 또는 금연 후 15년 이내인 사람 중, 30갑년(역자 주: 하루 한 갑씩 30년간 매일 담배를 피운 정도의 흡연) 이상 흡연력이 있는 사람을 대상으로 폐암 검진을 시행하고 있습니다. 대상자는 미국 국영 보험으로 저선량 흉부 CT를 매년 촬영할 수 있으며, 비용도 지원받습니다(역자 주: 한국에서도

만 54세에서 74세의 30갑년 이상의 흡연력을 가진 고위험군은 2년마다 저선량 흉부 CT로 폐암에 대한 국가 검진을 받을 수 있습니다). 2020년 3월, 미국 질병 예방 서비스 대책 위원회US Preventive Services Task Force, USPSTF는 폐암 검진 대상을 50세에서 80세 사이로, 흡연량도 하루 한 갑씩 20년간 매일 담배를 피운 수준 이상으로 확대하는 것을 제안했습니다. 2021년까지는 미국 국영 보험인 메디케어 및 메디케이드 서비스 센터Centers for Medicare and Medicaid Services, CMS에서 새로운 지침에 따라 검진 대상을 확대할지 결정되지 않았습니다.

흉부 CT 검사는 폐암을 발견하고 어떤 종류의 폐암인지 파악하는 첫 번째 단계입니다. 폐암을 평가할 때는 암이 맞는지 확인하는 것 외에도, 암이 어느 정도까지 전이되었는지를 알아봐야 합니다. 이를 병기 설정이라 하며, 폐의 어느 위치에 암이 있는지, 흉부 림프절에 전이되었는지 확인합니다. 때때로 흉강에 흉수가 고여 있을 수 있으며, 흉수에 암이 퍼져 있으면 병기가 달라지기 때문에 흉수 검사도 필요합니다. 폐암이 강하게 의심되거나 확진되었다면 양전자방출단층촬영을 하여 병기를 설정합니다. 양전자방출단층촬영은 보통 전신을 촬영하여 흉강 밖의 전이 여부도 확인할 수 있습니다. 폐암은 뇌 전이가 흔하므로, 특히 림프절 전이가 있거나 소세포 폐암인 경우에는 반드시 자기공명영상 또는 CT로 뇌 전이를 확인해야 합니다. 폐암이 의심되는 병변이 있다면 다음 단계는 조직검사입니다. 조직검사는 기관지내시경이나 흉부 CT 유도하에 바늘을 찔러 시행합니다. 전이가 의심되는 경우, 치료 계획 수립을 위해 가장 높은 병기를 나타내는 부위를 조직검사하기도 합니다.

치료

폐암의 치료는 지난 몇 년 동안 눈부시게 발전했습니다. 그 배경에는 분자생물학적 지표들의 발견이 있습니다. 폐암은 크게 비소세포 폐암(선암, 편평세포암)과 소세포 폐암으로 구분됩니다. 조기 비소세포 폐암은 수술로 제거할 수 있으며, 조기 폐암 환자들은 수술 후 항암 치료를 받기도 하고 받지 않기도 합니다. 환자가 수술을 받을 수 없는 상태라면 방사선치료를 받을 수도 있습니다. 조금 더 진행된 암에 대한 치료는 항암 치료를 기반으로 합니다. 원격 전이가 있는 비소세포 폐암의 경우, 완화 목적의 항암 치료나 방사선치료를 시행하며, 이 치료들은 효과가 있지만 암을 완전히 없앨 수는 없습니다. 모든 암과 마찬가지로 폐암도 다학제 회의를 통해 환자에게 가장 적합한 지료 계획을 논의합니다. 소세포 폐암의 경우, 암이 흉부의 한쪽(오른쪽 또는 왼쪽)에 국한되어 있으면 방사선치료가 1차 치료입니다(역자 주: 원문에는 방사선치료radiotherapy로 적혀 있지만 실제로는 동시 항암방사선치료concurrent chemoradiotherapy를 주로 시행합니다). 하지만 암이 조금 더 퍼져 있는 경우에는 항암 치료를 해야 합니다. 제한된 병기를 가진 환자의 약 20-25%에서 소세포 암이 완치될 수 있습니다. 광범위하게 퍼진 소세포 암의 경우, 항암 치료는 증상을 완화시키고 생명을 연장시키지만, 보통 완치는 불가능합니다.

폐암 치료의 큰 발전 중 하나는 암 세포의 돌연변이에 대한 유전자형을 분석하여 맞춤형 항암 치료를 할 수 있게 되었다는 것입니다. 암 세포가 어떻게 생성되는지를 더 잘 이해하게 되면서, 암 성장을 유도하는 세포 주기나 성장 조절 경로에 어떤 변화가 일어나는지 알게 되었습니다. 전이가 있는 비소세포 폐암 환자의 경우, 특정 돌연변이의 존재 여부를 확인하는 것이 매우 중요합니다. 특정 돌연변이가 존재할 때 사용할 수 있는 표적치료제가 있습니다. 이러한 돌연변이가 없는 경우에는 우리 몸의 면역 체계가 암과 싸우는 능력을 키워주는 새로운 개념의 항암제인 면역관문억제제immune check point inhibitor를 사용할 수 있습니다.

폐순환 장애

폐순환에 장애가 있다는 것은 주로 오른쪽 심장에서 폐를 거쳐 왼쪽 심장으로 돌아오는 폐혈관에 문제가 있는 경우를 말합니다. 이러한 문제를 일으키는 가장 흔한 원인 중 하나는 혈전이 폐동맥을 막는 폐색전증입니다. 미국에서는 매년 20만 건 이상의 환자가 급성 폐색전증으로 입원합니다. 급성 폐색전증은 매우 치명적이어서 환자의 약 10%는 회복하지 못하고 사망합니다. 혈전은 대부분 하부 하지의 깊은 정맥에서 발생하지만, 골반과 상지에서도 발생할 수 있습니다.

폐순환 장애를 일으키는 또 다른 주요 질환은 폐고혈압pulmonary hypertension입니다. 폐색전증을 포함한 다양한 질환이 폐고혈압을 유발하며, 보통 다섯 개의 그룹으로 나뉩니다. 1군은 폐동맥 자체의 이상으로 발생합니다. 폐동맥 고혈압pulmonary arterial hypertension, PAH은 유전적 돌연변이, 피부경화증과 같은 결체조직 질환, 혹은 알 수 없는 이유(특발성)로 인해 발생합니다. 2군은 좌심실 기능이 떨어져 전신으로 혈액 순환이 되지 않아 혈액이 폐로 역류하고, 이로 인해 폐고혈압이 발생하는 경우로, 가장 흔한 형태의 폐고혈압입니다. 3군은 만성 폐질환(만성폐쇄성폐질환 혹은 간질성 폐질환)으로 인해 발생하며, 손상된 폐 혹은 저산소증으로 인해 혈관이 손상되어 발생하는 경우입니다. 4군은 만성 폐색전증으로 인해 발생합니다. 5군은 위의 어느 군에도 속하지 않는 경우로, 겸상 적혈구 빈혈과 같은 혈액 질환이나 기타 질환들이 원인이 됩니다.

임상 증상과 진단

급성 폐색전증 환자에게 흔히 나타나는 증상으로는 갑작스러운 호흡곤란과 흉통이 있습니다. 그러나 증상이 전혀 없거나, 반대로 쇼크가 발생하거나 갑자기 사망하는 등 다양한 양상으로 나타날 수 있습니다. 폐고혈압은 더 서서히 진행되어 증상이 나타날 때까지 상당한 시간이 걸립니다. 폐고혈압의 증상은 비특이적일 수 있으며, 운동 시 호흡곤란이나 만성 피로가 나타날 수 있습니다. 만성 폐고혈압은 결국 우심부전으로 이어져 복수와 하지 부종을 유발할 수 있습니다.

폐색전증을 진단할 때는 먼저 병력을 고려해야 합니다. 오랫동안 움직이지 못하는 상태에 있었거나 암을 앓고 있는 환자는 혈전 발생 위험이 크게 증가합니다. 의사는 이러한 배경을 고려하여 폐색전증이 의심되면 혈액 내 D-이합체[D-dimer](혈전에서 유래하는 단백질 조각) 검사를 시작으로 여러 검사를 시행합니다. CT 폐혈관조영술[CT pulmonary angiogram]은 현재 폐색전증 진단에 가장 널리 사용되는 진단 도구입니다. 조영제를 사용할 수 없는 상황이라면 폐관류스캔을 사용할 수 있습니다.

폐고혈압의 진단은 심초음파 검사를 기본으로 합니다. 심초음파를 통해 좌심과 우심의 기능을 평가합니다. 폐동맥의 압력은 삼첨판(우심방과 우심실 사이에 위치한 판막)을 통한 혈액 역류 속도를 기반으로 추정할 수 있습니다. 환자의 상태에 따라 우심도자술을 시행할 수도 있습니다. 우심도자술이란 카테터를 심장의 오른쪽 폐동맥으로 삽입하여 직접 혈압을 측정하는 방법입니다. 폐고혈압이 진단된 후에는 유발 원인을 찾기 위한 추가 검사를 시행합니다.

치료

폐색전증은 항응고 요법으로 치료합니다. 어떤 약물을 선택할지는 환자의 상태에 따라 결정되며, 사용 가능한 약물로는 정맥 내 헤파린 주사, 피하 주사 형태의 헤파린, 경구 항응고제[직접 Xa 인자 억제제(역자 주: 자렐토, 엘리퀴스, 릭시아나) 혹은 트롬빈[thrombin]억제제(역자 주: 프라닥사)], 와파린 등이 있습니다. 중증 폐색전증의 경우, 혈전을 분해하는 혈전 용해제를 투여하거나 시술로 직접 혈전을 제거할 수도 있습니다. 항응고 요법이 불가능한 경우에는 추가적인 혈전이 폐로 들어가는 것을 막기 위해 하대정맥에 필터를 삽입할 수 있습니다. 폐고혈압의 치료는 원인에 따라 다르지만, 1군에 대해서만 특정 치료법이 존재합니다.

호흡부전

폐질환을 만성적으로 앓고 있는 환자들에게 폐가 더 이상 기능을 유지할 수 없을 때, 폐 이식이 유일한 치료법일 수 있습니다. 첫 폐 이식은 1963년에 시도되었으나, 성공까지는 20년이 걸렸습니다. 안타깝게도, 폐 이식에 성공한 경우에도 5년 이상 생존하는 경우는 절반에 불과합니다. 폐는 매일 외부 환경에 노출되며 감염에 취약한 장기이기 때문에, 이식된 폐를 잘 보호하는 것은 매우 어려운 일입니다. 그럼에도 불구하고, 폐 이식이 유일한 희망인 환자들은 여전히 많이 있습니다. 환자들은 이식 거부 반응을 예방하기 위해 면역억제제를, 그리고 감염을 예방하기 위해 예방적 항생제를 복용합니다. 폐 이식을 받을 수 있을지 평가하는 검사는 복잡하며, 모든 검사를 받고 결과를 알기까지 수개월이 걸릴 수도 있습니다. 폐를 제공할 수 있는 공여자가 한정적이기 때문에, 이식 대상자로 선정되더라도 이식을 받을 때까지 몇 년을 기다리는 사람도 있으며, 불행히도 이식을 받지 못하고 사망하는 경우도 있습니다. 이식을 받고 몇 년을 더 살 수 있는지는 환자마다 다르지만, 15년 이상 이식을 받고 잘 지내고 있는 환자들도 있습니다.

  중증 폐렴과 같이 갑작스럽게 일시적인 호흡부전이 생겼을 때 사용할 수 있는 여러 치료 전략이 있습니다. 가능한 치료 전략을 살펴보기 전에, 먼저 폐의 두 가지 주요한 기능을 떠올려 봅시다. 폐는 산소를 몸 안으로 들여보내고, 이산화탄소를 몸 밖으로 내보내는 역할을 합니다. 따라서 최적의 치료법을 선택하기 위해서는 먼저 어느 과정에 문제가 있는지를 파악하는 것이 중요합니다. 산소가 부족할 경우, 가장 간단한 방법은 코에 착용하는 산소 줄(비강 캐뉼라)이나 마스크를 통해 산소를 보충하는 것입니다. 더 많은 산소가 필요할 때에는 고유량 비강 캐뉼라high flow nasal cannula, HFNC를 사용할 수 있습니다. 고유량 비강 캐뉼라는 가열되고 가습 처리된 공기가 기도 점막의 수분 함량을 증가시켜 분비물 제거를 용이하게 하고, 호흡에 필요한 노력을 줄여줍니다. 마스크를 환자의 얼굴에 밀착시키고 공기를 폐로 불어 넣어주는 비침습적 기계환기non-invasive ventilation, NIV도 있습니다. 급성 호흡 부전 시, 비침습적 기계환기는 일반적으로 이중 양압bilevel positive airway pressure, BiPAP 모드를 사용하는 인공호흡기에 연결되어 마스크를 통해 공기를 전달합니다. 이 방식은 공기를 들이마시고(들숨) 내쉴 때(날숨) 모두 기계에서 압력을 전달하여 산소 공급과 이산화탄소 제거에 도움을 줍니다. 하지만 의식이 저하된 경우에는 이 장치를 사용하기 어렵습니다.

마지막으로 인공호흡기가 있습니다. 전신마취를 하고 수술을 받은 경험이 있다면, 수술 중 대부분 인공호흡기를 이용해 침습적 기계환기invasive mechanical ventilation를 했을 것입니다. 침습적 기계환기를 하기 위해서는 입을 통해 성대를 지나 기도에 관을 삽입하는 기관 삽관을 먼저 시행해야 합니다. 삽입된 기관 내 튜브endobronchial tube는 인공호흡기와 연결되어, 의료진이 환자의 호흡을 조절할 수 있게 해줍니다. 조절 가능한 항목으로는 산소 농도나, 호흡 끝에 폐에 압력을 전달하여 산소화를 개선하는 호기말 양압positive end expiratory pressure, PEEP 등이 있습니다. 또한, 호흡수를 증가시키거나 호흡 시 전달되는 공기의 양을 증가시켜 이산화탄소를 제거할 수 있습니다.

기계적 환기를 할 때 고려해야 할 중요한 사항들이 있습니다. 첫째, 우리는 본래 음압으로 호흡하기 때문에, 양압으로 이루어지는 기계적 환기는 환자에게 불편할 수 있습니다. 환자가 숨을 쉬고 싶어 할 때를 감지하여 호흡을 도와주는 방식도 있지만, 불편감을 완전히 없앨 수는 없기 때문에 때로는 많은 양의 진정제가 투여됩니다. 둘째, 고농도산소를 공급하거나 한 번의 호흡 시 과도한 양의 공기가 주입되면 폐가 손상될 수 있습니다. 따라서 의료진은 인공호흡기를 필요하게 만든 원인을 치료하면서 새로운 문제가 생기지 않도록 주의해야 합니다. 폐 손상이 너무 심한 경우에는 체외막 산소 공급 장치extracorporeal membrane oxygenation, ECMO(역자 주: 흔히 에크모라고 불림)가 사용되기도 합니다. 에크모는 중심 정맥에 매우 큰 카테터를 삽입하고 혈액을 뽑아 기계로 산소를 공급한 후 다시 몸으로 전달하는 매우 복잡한 치료법으로, 숙련된 경험이 있는 대형 병원에서만 시행할 수 있습니다.

줄기세포 치료

최근 일부 의료기관에서 말기 폐질환 환자들에게 줄기세포 치료가 도움이 될 수 있다며 공격적인 마케팅을 펼치는 경우가 있습니다. 줄기세포가 폐질환을 치료할 가능성에 대해 연구가 진행 중이지만, 아직 그 효과는 입증되지 않았습니다. 여러 환자 단체와 의사 협회는 이러한 줄기세포 치료의 효과에 대해 알려진 바가 거의 없다는 경고문을 공식적으로 발표했습니다. 미국 식품의약국은 줄기세포 클리닉에 대한 규제와 감독을 강화하기 시작했습니다. 현재 미국에서 폐질환에 대한 줄기세포 치료법은 연구 목적으로만 이용되고 있으며, 적절한 감독과 연구 결과에 대한 평가가 함께 이루어져야 합니다. 공인된 임상시험은 미국 국립 의학 도서관 임상 시험national library of medicine clinical trials 웹사이트https://clinicaltrials.gov에서 확인할 수 있습니다.

다섯 번째 활력 징후

코로나19 팬데믹은 전 세계 의료 시스템을 한계로 몰아넣었습니다. 일부 국가에서는 의료 시스템이 마비되기도 했습니다. 이로 인해 전 세계적으로 폐질환과 폐건강에 대한 관심이 그 어느 때보다 높아졌습니다. 폐기능을 보호하고 폐를 건강하게 유지하는 방법을 아는 것이 한층 더 중요해졌습니다. 코로나19 백신과 효과적인 치료법을 개발하기 위해 다양한 노력이 이루어졌으나, 의료진은 폐가 어떻게 작동하는지, 우리 폐가 세균과 어떻게 싸우는지, 손상된 폐가 어떻게 회복하는지에 대해 기존 지식에 크게 의존했습니다. 그러나 이제 우리는 그 지식만으로는 부족하다는 것을 깨닫기 시작했습니다. 2021년 초까지 전 세계적으로 약 300만 명이 코로나19로 사망했는데, 대부분 호흡부전으로 인해 사망했습니다. 이 팬데믹을 통해 우리는 폐가 어떻게 작동하는지, 그리고 어떻게 폐를 보호해야 하는지에 대해 우리가 얼마나 모르는지 알게 되었습니다. 팬데믹 이전에는 폐질환 연구에 대한 지원과 대중 교육은 항상 후순위였습니다. 하지만 이제 우리는 중대한 기로에 서 있습니다. 폐건강을 지키는 것이 생존에 필수적이라는 것을 알게 되었습니다. 저는 여러분에게 두 가지 질문을 던지고자 합니다. 어떻게 우리는 여기까지 오게 되었을까요? 그리고 이제 우리는 어디로 가야 할까요?

짧은 역사 수업

우리는 주로 실험실에서 수행되는 '벤치bench' 연구와 인간을 대상으로 한 임상 시험을 통해 인체를 이해합니다. 의학 연구는 건강을 개선하는 데 깊이 관여합니다. 예를 들어, 의학 연구를 통해 고혈압과 고지혈증에 대한 치료법이 효과적임이 입증되었습니다. 1960년대 후반 이후 심혈관 질환으로 인한 사망률이 급격히 감소한 것은 이러한 성공적인 의학 연구와 심혈관 질환 연구에 충분하게 연구비를 지원한 덕분입니다.

그러나 같은 기간 동안 만성 폐질환으로 인한 사망률은 큰 변화가 없었습니다. 의사와 환자 모두에게 더욱 걱정되는 점은 흔한 폐질환에 대한 새로운 치료법의 수가 다른 만성 질환들에 비해 여전히 적다는 것입니다. 폐 연구에 연구비를 지원하는 것은 오랫동안 후순위에 머물렀습니다. 심장과 폐를 떠올려 봅시다. 두 장기는 모두 가슴 안에 위치하고 있습니다. 이 두 장기에 대한 연구는 비슷하게 발전할 수도 있었지만, 실제로는 그렇지 않았습니다. 역사적으로 중요한 시점을 계기로 이들의 미래는 달라졌습니다.

존 허치슨이 1840년대에 개발한 폐활량계는 획기적인 발명이었으나, 당시에는 널리 받아들여지지 않았습니다.[1] 오늘날까지도 폐기능을 측정하는 것은 우리에게 낯설기만 합니다. 이에 비해 혈압을 측정하는 혈압계는 거의 모든 진찰에서 사용되며 우리에게도 익숙합니다. 혈압은 심박수, 호흡수, 체온과 함께 네 가지 '활력 징후'로 불립니다. 그러나 현재 형태의 혈압계는 폐활량계가 개발된 지 약 50년 후인 1896년에 이탈리아 의사 시피오네 리바-로치Scipione Riva-Rocci에 의해 발명되었습니다.

혈압 측정이 의사들 사이에서 널리 보급된 것은 20세기 초, 러시아의 의사 니콜라이 코롯코프Nikolai Korotkoff가 청진기와 혈압계를 결합하여 혈압 측정의 활용도를 높인 덕분입니다. 청진기와 혈압계를 함께 사용하여 수축기 혈압과 이완기 혈압을 구분하여 측정할 수 있게 되었습니다. 역사학자들은 당시 의사들이 자신만의 진료 기술을 가지는 것을 중요하게 생각했다고 합니다. 청진기를 추가함으로써 혈압 측정이 의사의 필수적인 진료 기술로 자리 잡게 되었습니다.

하지만 혈압 측정의 중요성은 시간이 지나면서 더 확실히 입증되었습니다. 오늘날 우리는 고혈압이 심장마비와 뇌졸중의 주요 위험 요인이라는 것을 알고 있습니다. 현대 의학에서는 데이터를 중시하기 때문에, 어떤 측정 도구나 치료법이 받아들여지기 위해서는 그 가치를 증명해야 합니다. 그러나 100년 전에는 의사들이 의료 장비를 어떻게 인식하는지가 새로운 기술 도입에 더 큰 영향을 미쳤습니다.

혈압 측정은 대중화에 성공했지만, 담배의 상업화와 대량 생산으로 인해 폐건강에 심각한 문제가 발생하고 폐의 중요성이 인식되기 시작할 때까지 폐기능검사는 큰 발전을 이루지 못했습니다. 간편한 디지털 폐활량 측정기가 출시된 지금도 많은 동네 의원에는 여전히 폐활량 측정기가 없습니다. 그 이유는 다양하겠지만, 일각에서는 호흡기내과 의사들이 폐활량 검사를 어렵고 해석이 복잡하게 만든 측면도 있다고 지적하고 있습니다.

예를 들어, 우리는 정확한 값을 얻기 위해 환자에게 여러 번 폐활량 검사를 반복하게 합니다. 이렇게 측정된 값은 물론 상당히 정확합니다. 호흡기내과 의사인 토마스 페티Thomas Petty 선생님은(역자 주: 2009년 작고하셨습니다) 유명한 포고Pogo 만화의 한 대사를 인용하며, 의료계에서 폐활량 측정을 등한시하는 것을 안타까워했습니다: '우리는 적을 만났습니다 … 그 적은 바로 우리 자신입니다!'[1] 일반적으로 동네 의원에서 시행되는 혈압 측정은 복잡하게 하지 않아도 됩니다. 사실, 보다 정확한 혈압 측정을 위해서는 5분간 휴식을 취한 후 여러 번 측정하여 평균값을 기록해야 합니다. 우리는 폐활량 측정법에 항상 엄격한 기준을 유지해 왔습니다. 이러한 완벽주의가 폐활량 검사가 널리 보급되는 것을 막았을지도 모릅니다.

아이러니하게도, 폐기능검사는 이제 진퇴양난의 상황에 처해 있습니다. 미국 예방 의학 대책 본부는 일반인에게 폐기능검사를 이용한 건강검진을 권장하지 않습니다. 그 이유는 검진으로 폐기능검사를 받는 것이 환자의 예후를 개선할 수 있다는 증거가 부족하기 때문입니다. 그러나 대부분의 폐질환은 발병 후 오랜 시간이 지나서야 발견됩니다. 대표적으로 만성폐쇄성폐질환은 진단 당시 대부분 병이 상당히 진행된 상태입니다. 이러한 상황에서, 임상 시험을 통해 조기에 만성폐쇄성폐질환을 발견하고 치료하면 병의 경과를 바꿀 수 있다는 것을 입증하기란 매우 어렵습니다. 이는 마치 나무가 다 사라진 민둥산에서 산사태 예방 조치를 찾으라는 것과 비슷합니다. 무엇을 하더라도 민둥산에서 산사태를 막는 것은 거의 불가능할 것입니다. 조기 질환을 가진 환자를 발견하지 않는 한, 폐활량 검사가 광범위하게 사용될 근거를 마련하기 어렵고 악순환은 계속될 것입니다.

한번 만성폐쇄성폐질환이 고혈압이라고 가정해 보겠습니다. 전체 고혈압 환자 중 절반 이상은 자신이 고혈압인지도 모르고 살아갑니다. 그리고 고혈압이 있다는 사실을 알고 있다고 해도, 정기적으로 혈압을 측정하는 사람은 3분의 1도 채 되지 않습니다. 심지어 혈압약을 복용하기 시작한 후에도 정기적으로 혈압을 재는 경우는 드뭅니다. 이것이 만성폐쇄성폐질환 환자들이 폐기능검사를 활용하는 현실을 비유한 예입니다.

이것이 환자분에게 의미하는 바는 무엇일까요? 저는 미시간 대학병원에서 만성폐쇄성폐질환이 악화되어 입원했다가 퇴원한 환자들을 진료하는 외래 클리닉을 운영하고 있습니다. 제 경험을 말씀드리겠습니다. 외래 진료실에서 검사를 했을 때, 10-15%는 실제로 만성폐쇄성폐질환이 없는 것으로 나옵니다. 반면, 명백히 만성폐쇄성폐질환이 있고 이미 상당히 진행된 후에야 진료를 받으러 오는 환자분들도 있습니다. 한 환자분은 오랫동안 호흡곤란이 있었지만 이를 무시하고 지냈습니다. 진료실에 들어왔을 때는 이미 폐기능이 너무나 손상된 상태였고, 바로 폐 이식에 대해 논의해야 했습니다. 또 다른 환자분의 경우, 만성폐쇄성폐질환이라고 듣고 입원했으나 검사 결과 폐섬유증, 심부전, 천식, 심지어는 횡격막 마비와 같은 전혀 다른 폐질환이 발견되었습니다.

그렇다면 현재 혈압 측정법이 널리 사용될 수 있도록 만든 강력한 증거들은 어디에서 나왔을까요? 1932년 프랭클린 델라노 루즈벨트Franklin Delano Roosevelt가 미국 대통령 선거에 출마했을 때, 그의 건강 검진 기록에는 혈압이 140/100 mmHg로 기록되어 있었습니다.[2] 현재 정상 혈압은 120/

80 mmHg 이하로 받아들여지지만, 당시에는 루즈벨트의 혈압 수치가 큰 문제가 없는 것으로 여겨졌습니다.

전반적으로 심혈관 질환에 대한 인식이 부족했기 때문에, 루즈벨트가 미국의 32대 대통령으로 선출되었을 때 이비인후과 전문의를 주치의로 임명하였습니다. 이후 몇 년 동안 루즈벨트의 혈압은 계속 상승했고, 1941년에는 188/105 mmHg에 이르렀습니다. 1944년에는 심부전 진단을 받았으며, 이듬해 뇌졸중으로 사망했습니다. 사망 당시 그의 혈압은 300/190 mmHg였습니다. 루즈벨트가 고혈압 약을 복용했더라면 심부전과 뇌졸중을 피할 수 있었을 것입니다. 당시에는 혈압과 심혈관 질환의 관계에 대해 잘 알지 못했지만, 루즈벨트 대통령이 사망한 후, 미국은 1947년에 국가 심장법National Heart Act을 제정하고, 유명한 역학 연구 중 하나인 프레이밍햄 심장 연구Framingham Heart Study, FHS에 막대한 연구비를 투자했습니다. 프레이밍햄 연구는 심혈관 분야의 첫 장기 연구로, 매사추세츠주 프레이밍햄 지역의 시민들을 대상으로 심혈관 질환 발병에 영향을 미치는 요인을 알아보는 것을 목표로 했습니다. 프레이밍햄은 하버드 의과대학 근처에 위치해 있었고, 지역사회의 열정적인 호응 덕분에 연구 지역으로 선정될 수 있었습니다. 이후 70년 동안 이 연구를 통해 고혈압, 비만, 고지혈증이 심혈관 질환에 영향을 미치는 주요 요인이라는 것이 밝혀졌습니다. 또한, 현재 심혈관 질환을 예방하고 치료하기 위한 많은 치료법의 근거를 마련하는 데 큰 기여를 했습니다. 초기 참가자들뿐만 아니라 그들의 자녀들까지 연구 대상자로 등록된 이 대규모 연구는 오랜 기간 지속적으로 연구비를 확보할 수 있었습니다. 이렇게 장기간 연구비를 확보했다는 것 자체가 큰 성과입니다. 이러한 성공은 많은 연구자들과 지역사회의 헌신 덕분이었습니다. 연구를 위해 국가 자금뿐만 아니라 기업을 비롯한 민간 영역의 지원도 필요했습니다. 시간이 지남에 따라 심혈관 질환으로 인한 사망률은 꾸준히 감소했고, 치료를 넘어 심장 질환 예방에도 관심을 기울일 수 있게 되었습니다. 우리는 프레이밍햄 연구 덕분에 심장 건강에 대해 논의하고, 고혈압과 고지혈증 같은 위험 요인을 제거하여 심질환을 예방하며 건강하게 지내는 방법을 알게 되었습니다.

이러한 성공에 힘입어 심혈관 질환에 대한 연구비는 여전히 견고하게 유지되고 있습니다. 세계보건기구가 2019년에 발표한 자료에 따르면, 심혈관 질환은 연구 보조금 순위에서 다섯 번째를 차지했습니다.[3] 허혈성 심장 질환과 뇌졸중은 전 세계 사망 원인 중 1위와 2위를 차지하고 있으니, 후속 연구도 당연히 중요합니다. 그러나 만성폐쇄성폐질환과 하기도 감염이 전 세계 사망 원인 3위와 4위를 차지함에도 불구하고, 만성 호흡기 질환과 호흡기 감염병은 연구비 지원 순위에서 각각 13위와 17위에 그치고 있습니다.

세계보건기구 보고서에 따르면, 미국 국립보건원National Institutes of Health, NIH은 민간 부문을 제외하고 세계에서 가장 큰 의학 연구비 제공 기관입니다. 특히 미국의 의사와 의사 과학자들은 자신의 연구에 대한 자금을 지원받는 데 미국 국립보건원의 예산에 크게 의존하고 있습니다. 미국 국립보건

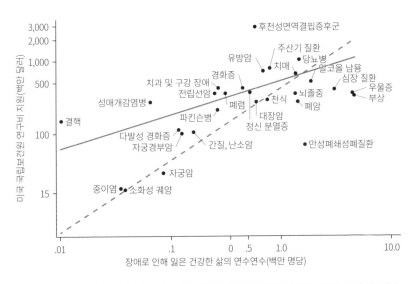

미국에서 29가지 일반적인 질병에 대한 미국 국립보건원 연구비 지원(2006년)과 질병 부담(2004년) 간의 관계
질병 부담은 조기 사망으로 인한 생명 손실 연수와 장애로 인해 잃은 건강한 삶의 연수를 합산한 장애 보정 생명 연수로 측정합니다. 여기서 두 개의 선은 질병 부담에 기반하여 다양한 질병에 대한 미국 국립보건원의 연구비 지원을 예측하기 위해 사용된 모델을 나타냅니다. 실선과 점선의 차이는 점선 모델이 0에서 시작되도록 조정했다는 것입니다(질병 부담이 없으면 자금 지원도 없음). 점들은 실제 지원된 금액을 나타내며, 일반적으로 실제 지원된 금액과 예측된 금액은 유사하다는 것을 알 수 있습니다. 그러나 만성폐쇄성폐질환과 폐암에 대한 지원은 예측된 값보다 낮으며, 만성폐쇄성폐질환에 대한 연구비는 다른 질병과 비교했을 때 예측된 금액과 실제 금액의 차이가 가장 큽니다.

원은 인체의 거의 모든 분야에 대해 막대한 연구비를 지원합니다. 역사적으로 보면 특정 질환으로 인한 장애(보통 질병 부담 측정 단위인 장애보정 생존연수 disability-adjusted life years, DALYs로 측정)와 미국 국립보건원의 연구비 지원 사이에는 밀접한 연관이 있습니다.[4] 그러나 몇 가지 예외도 존재합니다. 질병에 대한 대중의 인식과 환자들의 호응도가 연구비에 영향을 미치기도 합니다.[5] 흡연이나 알코올 중독과 같은 '자해성'이거나 '나쁜 습관'과 관련된 질병은 그렇지 않은 질환에 비해 지원을 덜 받는 경향이 있습니다. 예를 들어, 폐암과 만성폐쇄성폐질환은 공중 보건에 미치는 전반적인 영향에 비해 상대적으로 적은 규모의 지원을 받았습니다.

비록 연관성이 명확하지 않을 수 있지만, 생활 습관이 예상보다 많은 질병에 영향을 미친다는 점을 다시 한번 상기할 필요가 있습니다. 병이 생기는 데 개인적인 책임이 있다고 하여 연구비와 환자 치료에 대한 지원을 차별하는 것은 결코 바람직하지 않습니다. 천식은 어린 시절에 흔히 발생하며, 사회경제적 지위가 낮은 사람들 또는 흑인들 사이에서 더 높은 유병률을 보입니다. 만성폐쇄성폐질환은 평균적으로 사회경제적 지위가 낮고, 시골 지역에 거주하거나 나이가 든 사람들에게 더 큰 영향을 미칩니다. 이러한 사람들은 의료 시설을 이용하기 힘들고, 환자 단체를 조직하여 캠페인을 펼치는 것도 매우 어렵습니다. 그러나 사회적 낙인은 극복할 수 있습니다. 예를 들어, 에이즈 acquired immunodeficiency syndrome, AIDS는 유병률에 비해 훨씬 많은 연구 자금을 지원받고 있습니다. 에이즈 운동은 질병에 대한 정부의 부실한 대응에 반발하며 시작되었고, 에이즈에 대한 사회적 편견을 극복하고 연구비를 성공적으로 확보한 사례로 꼽힙니다.

해결책 찾기

폐건강은 우리 몸 전반에 걸쳐 큰 영향을 미칩니다. 우리 몸을 장기별로 구분하여 이해하는 것이 유익할 때도 있지만, 실제로는 우리 몸은 인위적인 구분과는 무관하게 하나의 유기체로 작동합니다. 폐기능이 감소하면 사망률이 올라가며, 특히 심장병으로 인한 사망이 증가하는 것으로 알려져 있습니다. 이는 우리 몸이 얼마나 긴밀하게 연결되어 있는지를 잘 보여주는 예입니다. 대기 오염이 직접적으로 영향을 미치는 장기는 폐이지만, 초미세먼지는 혈액으로 흡수되어 염증을 일으키며, 심장병, 당뇨병, 비만 등 다양한 질환에 영향을 미칩니다.[6] 또한, 폐질환이 있는 환자들에게는 불안과 우울증이 매우 흔하게 나타납니다. 우리 사회와 그 구성원들이 이러한 연관성을 이해해야만 보다 건강한 사회를 이룰 수 있을 것입니다.

그렇다면 폐건강을 어떻게 지킬 수 있을까요? 먼저, 인식 개선이 필요합니다. 호흡기내과 의사로서 우리는 시민들과 동료 의료인들에게 폐건강의 중요성에 대해 충분히 설명하지 못했습니다. 또한, 질병이 발생하기 전에 예방하는 데 힘써야 합니다. 담배는 폐질환을 일으키는 가장 큰 위험 요인으로 논란의 여지가 없습니다. 그러나, 동시에 미국에서 가장 많이 광고되는 소비재 중 하나이기도 합니다. 2016년에는 다섯 개의 담배 회사가 약 90억 달러(역자 주: 한화로 약 10조 원 이상)를 광고에 쏟아부었습니다. 2019년 미국에서는 담배 구매 연령을 18세에서 21세로 상향하는 법안Tobacco 21이 통과되었으나, 이것만으로는 충분하지 않습니다. 미국 식품의약국은 전자 담배 규제에 소극적으로 대응했습니다. 담배에 대한 세금을 인상하고 청소년 대상 담배 광고를 규제하며, 담배 구매 연령을 상향 조정하여 흡연을 어렵게 만드는 사회 분위기를 조성할 수 있습니다. 또한, 간접흡연을 줄이기 위해 금연 구역을 확대하고, 담배 규제에 대한 법률을 보다 엄격하게 집행한다면 가시적인 성과를 거둘 수 있을 것입니다.

맑은 공기를 만들기 위해서도 더욱 노력해야 합니다. 미국인의 약 40%가 권고 기준에 미치지 못하는 공기질 속에서 생활하고 있습니다. 미국은

1970년에 대기오염방지법Clean Air Act을 제정하였고, 이후 1980년부터 2015년까지 주요 대기 오염 물질의 방출을 63% 감소시켰습니다. 그러나 대기질을 악화시키는 또 다른 위협 요인들이 여전히 존재하므로 안심하기에는 이릅니다. 기후 변화는 공기 중 오존 수치를 증가시키고 평균 기온을 상승시킵니다. 올라간 기온 때문에 강수량이 부족해지고, 미세먼지에 의한 공기 오염이 더욱 심해집니다. 우리는 보다 큰 보호 조치가 필요합니다. 전 세계적인 관점에서 볼 때, 인도와 중국과 같은 일부 지역의 대기 오염은 자주 위험한 수준에 이릅니다. C40 청정 공기 도시 선언Clean Air Cities Declaration과 같은 대기 오염 감소를 위한 협력 노력(역자 주: 서울도 참여)과 유엔 파리 협정과 같은 온실가스 배출 감소를 위한 협력 노력은 필수적입니다.

폐질환의 발생 원인을 이해하고 새로운 치료법을 찾기 위한 연구에 더욱 집중해야 합니다. 영국 국립보건연구소National Institute for Health Research, NIHR는 최근 연구비의 12%를 호흡기 질환 연구에 지원하기로 약속했으며, 이를 바탕으로 전 세계 연구 프로그램을 통합하기 위한 글로벌 건강 호흡 네트워크Global Health Respiratory Network, GHRN가 설립되었습니다. 미국 국립보건원도 미국 폐협회와 협력하여 젊은 성인에서 폐질환을 유발하는 요인을 찾기 위한 연구를 계획하고 있습니다. 전 세계적으로도 폐질환 발생 위험이 높은 젊은 성인을 대상으로 다양한 연구가 진행 중입니다. 시간이 지나면 우리는 폐건강과 폐질환 발생에 영향을 미치는 요인에 대해 보다 깊은 이해와 통찰을 얻게 될 것입니다.

제약산업은 환자들을 위한 새로운 약물을 개발하는 데 중요한 역할을 합니다. 의학에서 획기적인 치료법이 등장할 수 있는 두 가지 주요 영역이 있습니다. 첫 번째는 중증 환자들입니다. 중증 환자들은 경증 환자들보다 치료비가 훨씬 많이 들며, 상태가 급속도로 악화되기 때문에 상대적으로 연구가 용이한 측면이 있습니다. 최근 개발된 생물학적 제제 덕분에, 중증 천식 환자들을 병원에 입원시키지 않고도 치료할 수 있게 되었습니다. 생물학적 제제는 화학적으로 합성된 약품과 달리, 사람, 식물, 미생물 등 생명체에서 추출한 성분으로 만들어집니다. 제조 비용이 많이 들지만, 특정 생물학적 경로를 표적으로 하기 때문에 약효가 뛰어난 약물이 개발될 가능성이 높습니다. 조건에 맞는 중증 천식 환사들에게 생물학적 제제를 사용하면 천식 환자들이 스테로이드 사용을 줄이고, 보다 나은 삶을 살 수 있습니다.

두 번째 영역은 조기 폐질환입니다. 아직까지 만성폐쇄성폐질환 초기에 막 접어든 환자들을 위한 치료법은 없습니다. 안타깝게도 시간이 지나면서 폐기종이 발생하는 것을 막지 못하고 지켜볼 수밖에 없습니다. 의료 시스템 차원에서 접근해야 이를 극복하고 질병을 조기에 진단할 수 있습니다. 또한, 미국 식품의약국과 같은 의약품 규제 기관이 임상시험에서 다양한 평가 항목을 도입하도록 해야 합니다. 미국 식품의약국은 전통적으로 폐기능을 호흡기 질환 연구의 주요 평가 항목으로 삼아왔습니다. 폐질환이 상당히 진행된 상태에서도 폐기능 저하는 천천히 나타날 수 있습니다. 따라서 폐기능만을 평가 항목으로 삼을 경우, 신약 시험에 더 많은 환자와 오랜 시간이 필요하게 됩니다. 흉부 CT 검사에서 얻은 자료 등 다양한 평가 항목을 도입하면, 더 많은 임상시험이 가능해지고 새로운 약물이 개발될 가능성도 높아질 것입니다.

새로운 약물 개발 모델을 도입하면 새로운 치료법이 발견될 수 있습니다. 낭포성 섬유증 치료법은 21세기 약물 개발 역사에서 가장 흥미로운 사례 중 하나로 꼽힙니다. 1998년 낭포성 섬유증 환자의 평균 수명은 32세에 불과했으며, 이조차도 폐 이식 덕분이었습니다. 따라서 보다 획기적인 치료법이 절실히 필요했습니다. 당시 제약회사들은 희귀 질환에 대한 투자가 수익성이 낮다고 판단해 적극적으로 나서지 않았습니다. 낭포성 섬유증 재단의 회장 겸 CEO였던 로버트 비올Robert Beall은 이 문제를 해결하기 위해 벤처 자선사업을 기반으로 한 새로운 약물 개발 모델을 도입했습니다. 비영리 단체가 주로 연구비를 지원하는 기존 방식에서 벗어나, 비올은 주요 제약회사와 협력하여 더 효과적인 치료법 개발을 추진했습니다.

비올은 오로라 바이오사이언스(현재의 버텍스 제약Vertex Pharmaceuticals)를 설득하여, 낭포성 섬유증 환자에게서 발견되는 핵심 유전적 변이에 작용하는 화합물을 함께 찾자고 제안했습니다. 구체적으로는 고속대량 스크리닝high-throughput screening 기법이라는 신기술을 활용하여, 실험실에서 낭포성 섬유증 막 단백질 조절자를 활성화할 수 있는 20만 개 이상의 후보 약물을 시험하는 것이었습니다. 2012년, 미국 식품의약국은 델타 F508 돌연변이를 가진 낭포성 섬유증 환자의 치료제로 이바카프터ivacaftor라는 약을 승인했습니다. 이 약은 특정 돌연변이가 있는 낭포성 섬유증에만 사용 가능하지만, 현재는 대부분의 낭포성 섬유증 환자에게 사용할 수 있는 다양한 치료법이 개발되었습니다. 2014년에 낭포성 섬유증 재단은 버텍스와 공동 개발한 치료제에 대한 권리를 33억 달러에 매각하여, 재단에 막대한 자금을 안겨 주었습니다. 이러한 접근 방식을 다른 질병에도 적용하면, 치료제 개발이 더 신속하게 이루어질 수 있을 것입니다.

폐건강의 미래

코로나19 팬데믹은 우리가 폐에 대해 얼마나 무지했는지를 여실히 보여주었습니다. 손상된 폐를 회복시키는 방법에 대한 기존 연구들이 있지만, 우리는 더 많은 치료법을 알아야 합니다. 코로나19 환자 중 인공호흡기가 필요했던 환자의 약 70%가 사망했다는 자료도 있습니다. 또한, 코로나 치료가 끝난 후에도 지속적으로 호흡기 증상을 호소하고 폐기능에 문제가 지속되는 환자들이 나타나고 있습니다. 어쩌면 우리는 이전에 경험하지 못했던 새로운 형태의 만성 호흡기 질환과 마주하고 있는 것일지도 모릅니다. 그나마 폐건강의 중요성이 대중적으로 인식된 것은 불행 중 다행입니다.

이제는 폐질환을 이해하고 치료법을 개발하는 연구에 적극적으로 투자해야 합니다. 사실, 코로나19 이전에도 우리의 폐건강은 이미 심각한 위협을 받고 있었습니다. 일부 도시들은 대기 오염 수준이 이미 위험 수위를 넘어섰습니다. 우리는 대기 오염의 심각성을 보다 진지하게 받아들이고, 깨끗한 공기질을 유지하기 위해 적극적으로 노력해야 합니다. 흡연 역시 심각한 문제입니다. 청소년들 사이에서 흡연은 마치 유행병처럼 퍼지고 있습니다. 지금 당장 우리 아이들과 청소년들의 폐를 보호하는 데 적극적으로 나서야 합니다. 의료인들도 폐가 보내는 악화 신호를 보다 일찍 알아차릴 필요가 있습니다. 폐활량 검사는 단순히 폐가 건강한지를 보는 것이 아니라, 한 사람의 전반적인 건강 상태를 평가하는 중요한 지표입니다. 폐활량은 혈압, 맥박수, 호흡수, 체온에 이어 다섯 번째 활력 징후라 할 수 있습니다. 폐건강을 악화시킬 수 있는 위험 요소들은 갈수록 증가하고 있습니다. 우리는 더 잘할 수 있습니다. 아니, 반드시 더 잘해야 합니다.

감사의 글

이 책이 출판될 수 있도록 도와주신 많은 분들께 깊은 감사를 드립니다. 먼저, 제 환자분들께 특별한 감사를 전합니다. 수년간의 진료와 치료를 통해 얻은 가르침과 영감 덕분에 이 책을 집필할 수 있었습니다. 학계의 많은 동료들께서 각 장을 읽고 중요한 의견을 주셨습니다. 특히 토마스 시슨Thomas Sisson, 케빈 플래허티Kevin Flaherty, 더글라스 아렌버그Douglas Arenberg에게 감사의 마음을 전합니다. 또한, 제프리 커티스Jeffrey Curtis와 와심 라바키Wassim Labaki는 훌륭한 작가로서 이 책 전체를 세심하게 편집해 주셨습니다. 환자분 중 초고를 읽어 주신 매리앤 노드하우저Maryann Nordhauser께도 깊이 감사드립니다. 그녀의 열정이 오히려 저에게 큰 격려가 되었습니다.

동료들과 수년간 함께 나눈 대화를 통해 폐건강과 질환에 대한 여러 개념을 정립할 수 있었습니다. 로버트 딕슨Robert Dickson, 마크 드랜스필드Mark Dransfield, 조지 워쉬코George Washko, 라비 칼한Ravi Kalhan께 진심으로 감사드립니다. 특히, 제 멘토인 페르난도 마르티네즈Fernando J. Martinez의 놀라운 가르침 없이는 이 책이 나오지 못했을 것입니다. 미국 국립보건원과 국립심장폐혈액연구소 폐 담당 부서의 동료들에게도 감사의 말씀을 드립니다. 이들의 헌신으로 우리는 폐질환에 대해 보다 잘 이해하고, 건강을 지켜 나갈 수 있었습니다.

미국 폐협회, 만성폐쇄성폐질환 재단, 미국 흉부 학회, 세계 만성폐쇄성

폐질환 기구Global Initiative for Chronic Obstructive Lung Disease, GOLD 의 동료들께도 깊은 감사를 표합니다. 특히, 미국 폐협회의 커뮤니케이션 팀 일원인 앨리슨 맥먼Allison MacMunn, 스테파니 골디나Stephanie Goldina, 그리고 CEO 해롤드 위머Harold Wimmer께서 제가 이 책을 통해 목소리를 낼 수 있도록 중요한 역할을 해주셨습니다.

끝으로, 저를 신뢰해 준 W. W. 노턴의 편집자 매트 웨일런드Matt Weiland와 현명한 조언을 아끼지 않으신 에이전트 하워드 윤Howard Yoon께도 깊은 감사를 드립니다.

무엇보다, 의학에 헌신할 수 있는 자신감을 주신 아버지, 이 작업을 마무리할 시간과 공간을 마련해 주신 어머니, 남편, 그리고 아들에게도 감사의 마음을 전합니다. 이들은 항상 저에게 세상을 더 나은 곳으로 만들기 위한 영감을 불어넣어 주었습니다.

참고 문헌

1장 폐는 어떻게 작동하는가

1. Prange HD. Laplace's law and the alveolus: a misconception of anatomy and a misapplication of physics. *Adv Physiol Educ.* 2003;27(1-4):34-40.

2. Suresh GK, Soll RF. Overview of surfactant replacement trials. *J Perinatol.* 2005;25 Suppl 2:S40-44.

3. Prisk GK, Guy HJ, Elliott AR, West JB. Inhomogeneity of pulmonary perfusion during sustained microgravity on SLS-1. *J Appl Physiol (1985).* 1994;76(4):1730-1738.

4. Taylor AT. High-altitude illnesses: physiology, risk factors, prevention, and treatment. *Rambam Maimonides Med J.* 2011;2(1):e0022.

2장 폐 안에서 일어나는 전투: 외부 세계와의 싸움

1. Venkataraman A, Bassis CM, Beck JM, et al. Application of a neutral community model to assess structuring of the human lung microbiome. *mBio.* 2015;6(1).

2. Sigurs N, Gustafsson PM, Bjarnason R, et al. Severe respiratory syncytial virus bronchiolitis in infancy and asthma and allergy at age 13. *Am J Respir Crit Care Med.* 2005;171(2):137-141.

3. Li W, Wong SK, Li F, et al. Animal origins of the severe acute respiratory syndrome coronavirus: insight from ACE2-S-protein interactions. *J Virol.* 2006;80(9):4211-4219.

4. Sakurai A, Sasaki T, Kato S, et al. Natural History of Asymptomatic SARS-CoV-2 Infection. *N Engl J Med.* 2020;383(9):885-886.

5. Huang Y, Tan C, Wu J, et al. Impact of coronavirus disease 2019 on pulmonary function in early convalescence phase. *Respir Res.* 2020;21(1):163.

6. Thompson MG, Burgess JL, Naleway AL, et al. Interim Estimates of Vaccine Effectiveness of BNT162b2 and mRNA-1273 COVID-19 Vaccines in Preventing SARS-CoV-2 Infection Among Health Care Personnel, First Responders, and Other Essential and Frontline Workers - Eight U.S. Locations, December 2020-March 2021. *MMWR Morb Mortal Wkly Rep.* 2021;70(13):495-500.

7. Podolsky SH. *Pneumonia before antibiotics: therapeutic evolution and evaluation in twentieth-century America.* JHU Press; 2006.

8. Global Tuberculosis Report 2020. World Health Organization. Geneva. 2020.

3장 우리의 폐를 보호하기

1. Lange P, Celli B, Agustí A, et al. Lung-Function Trajectories Leading to Chronic Obstructive Pulmonary Disease. *N Engl J Med.* 2015;373(2):111-122.

2. Narayanan M, Owers-Bradley J, Beardsmore CS, et al. Alveolarization continues during childhood and adolescence: new evidence from helium-3 magnetic resonance. *Am J Respir Crit Care Med.* 2012;185(2):186-191.

3. Bui DS, Lodge CJ, Burgess JA, et al. Childhood predictors of lung function trajectories and future COPD risk: a prospective cohort study from the first to the sixth decade of life. *Lancet Respir Med.* 2018;6(7):535-544.

4. Davidson LM, Berkelhamer SK. Bronchopulmonary Dysplasia: Chronic Lung Disease of Infancy and Long-Term Pulmonary Outcomes. *J Clin Med.* 2017;6(1).

5. Bronstein JM, Wingate MS, Brisendine AE. Why Is the U.S. Preterm Birth Rate So Much Higher Than the Rates in Canada, Great Britain, and Western Europe? *Int J Health Serv.* 2018;48(4):622-640.

6. World Health Organization Global Strategy for Women's, Children's and Adolescents' Health (2016-2030): 2018 Monitoring Report: Current status and strategic priorities; 2018.

7. Postma DS, Bush A, van den Berge M. Risk factors and early origins of chronic obstructive pulmonary disease. *Lancet.* 2015;385(9971):899-909.

8. McEvoy CT, Spindel ER. Pulmonary Effects of Maternal Smoking on the Fetus and Child: Effects on Lung Development, Respiratory Morbidities, and Life Long Lung Health. *Paediatr Respir Rev.* 2017;21:27-33.

9. Control CfD. Pregnancy Risk Assessment Monitoring System, PRAMS, Prevalence of Selected Maternal and Child Health Indicators for all PRAMS sites, 2012-2015; 2015.

10. Cunningham J, Dockery DW, Speizer FE. Maternal smoking during pregnancy as a predictor of lung function in children. *Am J Epidemiol.* 1994;139(12):1139-1152.

11. Wongtrakool C, Wang N, Hyde DM, Roman J, Spindel ER. Prenatal nicotine exposure alters lung function and airway geometry through α7 nicotinic receptors. *Am J Respir Cell Mol Biol.* 2012;46(5):695-702.

12. Farsalinos KE, Spyrou A, Stefopoulos C, et al. Nicotine absorption from electronic cigarette use: comparison between experienced consumers (vapers) and naïve users (smokers). *Sci Rep.* 2015;5:11269.

13. McEvoy CT, Schilling D, Clay N, et al. Vitamin C supplementation for pregnant smoking women and pulmonary function in their newborn infants: a randomized clinical trial. *Jama.* 2014;311(20):2074-2082.

14. McEvoy CT, Shorey-Kendrick LE, Milner K, et al. Oral Vitamin C (500 mg/d) to Pregnant Smokers Improves Infant Airway Function at 3 Months (VCSIP). A Randomized Trial. *Am J Respir Crit Care Med.* 2019;199(9):1139-1147.

15. Abramovici A, Gandley RE, Clifton RG, et al. Prenatal vitamin C and E supplementation in smokers is associated with reduced placental abruption and preterm birth: a secondary analysis. *Bjog.* 2015;122(13):1740-1747.

16. Rumbold A, Ota E, Nagata C, Shahrook S, Crowther CA. Vitamin C supplementation in pregnancy. *Cochrane Database Syst Rev.* 2015;2015(9):Cd004072.

17. Amati F, Hassounah S, Swaka A. The Impact of Mediterranean Dietary Patterns During Pregnancy on Maternal and Offspring Health. *Nutrients.* 2019;11(5).

18. Stinson LF, Payne MS, Keelan JA. A Critical Review of the Bacterial Baptism Hypothesis and the Impact of Cesarean Delivery on the Infant Microbiome. *Front Med (Lausanne).* 2018;5:135.

19. Cushing AH, Samet JM, Lambert WE, et al. Breastfeeding reduces risk of respiratory illness in infants. *Am J Epidemiol.* 1998;147(9):863-870.

20. Güngör D, Nadaud P, LaPergola CC, et al. Infant milk-feeding practices and food allergies, allergic rhinitis, atopic dermatitis, and asthma throughout the life span: a systematic review. *Am J Clin Nutr.* 2019;109(Suppl_7):772s-799s.

21. World Health Organization. Pneumonia the Forgotten Killer of Children. 2006.

22. Savran O, Ulrik CS. Early life insults as determinants of chronic obstructive pulmonary disease in adult life. *Int J Chron Obstruct Pulmon Dis.* 2018;13:683-693.

23. Korppi M, Piippo-Savolainen E, Korhonen K, Remes S. Respiratory morbidity 20 years after RSV infection in infancy. *Pediatr Pulmonol.* 2004;38(2):155-160.

24. Jackson DJ, Gangnon RE, Evans MD, et al. Wheezing rhinovirus illnesses in early life predict asthma development in high-risk children. *Am J Respir Crit Care Med.* 2008;178(7):667-672.

25. Grant T, Brigham EP, McCormack MC. Childhood Origins of Adult Lung Disease as Opportunities for Prevention. *J Allergy Clin Immunol Pract.* 2020;8(3):849-858.

26. Eisner MD, Anthonisen N, Coultas D, et al. An official American Thoracic Society public policy statement: Novel risk factors and the global burden of chronic obstructive pulmonary disease. *Am J Respir Crit Care Med.* 2010;182(5):693-718.

27. Burbank AJ, Peden DB. Assessing the impact of air pollution on childhood asthma morbidity: how, when, and what to do. *Curr Opin Allergy Clin Immunol.* 2018;18(2):124-131.

28. Cullen KA, Gentzke AS, Sawdey MD, et al. e-Cigarette Use Among Youth in the United States, 2019. *Jama.* 2019;322(21):2095-2103.

29. Kong G, Morean ME, Cavallo DA, Camenga DR, Krishnan-Sarin S. Reasons for Electronic Cigarette Experimentation and Discontinuation Among Adolescents and Young Adults. *Nicotine Tob Res.* 2015;17(7):847-854.

30. Goriounova NA, Mansvelder HD. Short- and long-term consequences of nicotine exposure during adolescence for prefrontal cortex neuronal network function. *Cold Spring Harb Perspect Med.* 2012;2(12):a012120.

31. Hamberger ES, Halpern-Felsher B. Vaping in adolescents: epidemiology and respiratory harm. *Curr Opin Pediatr.* 2020;32(3):378-383.

32. Bein K, Leikauf GD. Acrolein - a pulmonary hazard. *Mol Nutr Food Res.* 2011;55(9):1342-1360.

33. Bhatta DN, Glantz SA. Association of E-Cigarette Use With Respiratory Disease

Among Adults: A Longitudinal Analysis. *Am J Prev Med.* 2020;58(2):182-190.

34. Gray KM, Rubinstein ML, Prochaska JJ, et al. High-dose and low-dose vareni-cline for smoking cessation in adolescents: a randomised, placebo-controlled tri-al. *Lancet Child Adolesc Health.* 2020;4(11):837-845.

35. Vital signs: nonsmokers' exposure to secondhand smoke --- United States, 1999-2008. *MMWR Morb Mortal Wkly Rep.* 2010;59(35):1141-1146.

36. Tashkin DP. Marijuana and Lung Disease. *Chest.* 2018;154(3):653-663.

37. Blanc PD. Occupation and COPD: a brief review. *J Asthma.* 2012;49(1):2-4.

38. Sadhra S, Kurmi OP, Sadhra SS, Lam KB, Ayres JG. Occupational COPD and job exposure matrices: a systematic review and meta-analysis. *Int J Chron Obstruct Pulmon Dis.* 2017;12:725-734.

39. Su CP, Syamlal G, Tamers S, Li J, Luckhaupt SE. Workplace Secondhand Tobacco Smoke Exposure Among U.S. Nonsmoking Workers, 2015. *MMWR Morb Mortal Wkly Rep.* 2019;68(27):604-607.

40. Pirela S, Molina R, Watson C, et al. Effects of copy center particles on the lungs: a toxicological characterization using a Balb/c mouse model. *Inhal Toxicol.* 2013;25(9):498-508.

41. Reponen T, Lockey J, Bernstein DI, et al. Infant origins of childhood asthma as-sociated with specific molds. *J Allergy Clin Immunol.* 2012;130(3):639-644.e635.

42. Benck LR, Cuttica MJ, Colangelo LA, et al. Association between Cardiorespirato-ry Fitness and Lung Health from Young Adulthood to Middle Age. *Am J Respir Crit Care Med.* 2017;195(9):1236-1243.

43. Kalhan R, Tran BT, Colangelo LA, et al. Systemic inflammation in young adults is associated with abnormal lung function in middle age. *PLoS One.* 2010;5(7):e11431.

44. Sluyter JD, Camargo CA, Waayer D, et al. Effect of Monthly, High-Dose, Long-Term Vitamin D on Lung Function: A Randomized Controlled Trial. *Nutrients.* 2017;9(12).

4장 호흡기내과 의사들은 어떻게 생각할까: 폐질환 진단의 미학

1. Savran O, Ulrik CS. Early life insults as determinants of chronic obstructive pul-monary disease in adult life. *Int J Chron Obstruct Pulmon Dis.* 2018;13:683-693.

2. Fuseini H, Newcomb DC. Mechanisms Driving Gender Differences in Asthma. *Curr Allergy Asthma Rep.* 2017;17(3):19.

3. Puri B, Shankar Raman V. Physical examination: The dying art. *Med J Armed Forces India.* 2017;73(2):110-111.

4. Roguin A. Rene Theophile Hyacinthe Laënnec (1781-1826): the man behind the stethoscope. *Clin Med Res.* 2006;4(3):230-235.

5. Gibson G. Spirometry: then and now. *Breathe.* 2005;1(3):206-216.

5장 주요 폐질환에 대한 짧은 안내서

1. Rogalsky DK, Mendola P, Metts TA, Martin WJ, 2nd. Estimating the number of low-income americans exposed to household air pollution from burning solid fuels. *Environ Health Perspect.* 2014;122(8):806-810.

2. Han MK, Kim MG, Mardon R, et al. Spirometry utilization for COPD: how do we measure up? *Chest.* 2007;132(2):403-409.

3. Furlan L, Erba L. Long-term oxygen for COPD with moderate desaturation. *Intern Emerg Med.* 2017;12(2):239-240.

4. Wakelee HA, Chang ET, Gomez SL, et al. Lung cancer incidence in never smokers. *J Clin Oncol.* 2007;25(5):472-478.

5. Thun MJ, Carter BD, Feskanich D, et al. 50-year trends in smoking-related mortality in the United States. *N Engl J Med.* 2013;368(4):351-364.

6장 다섯 번째 활력 징후

1. Petty TL. John Hutchinson's mysterious machine revisited. *Chest.* 2002;121(5 Suppl):219s-223s.

2. Mahmood SS, Levy D, Vasan RS, Wang TJ. The Framingham Heart Study and the epidemiology of cardiovascular disease: a historical perspective. *Lancet.* 2014;383(9921):999-1008.

3. World Health Organization. Number of grants for biomedical research by funder, type of grant, duration and recipients. World RePORT. 2019.

4. Gillum LA, Gouveia C, Dorsey ER, et al. NIH disease funding levels and burden of disease. *PLoS One.* 2011;6(2):e16837.

5. Best RK. Disease politics and medical research funding: three ways advocacy shapes policy. *American sociological review.* 2012;77(5):780-803.

6. Hamanaka RB, Mutlu GM. Particulate Matter Air Pollution: Effects on the Cardiovascular System. *Front Endocrinol (Lausanne).* 2018;9:680.

찾아보기

P
pH · 16

R
RNA · 24, 27, 31

T
T 세포 · 21
Tobacco 21 · 112

X
X선 · 77